Kirsten Fleuhr

Arpana Tjard Holler

Multiple-choice-Intensivtrainer
für die Heilpraktikerprüfung

Arpana Tjard Holler

Multiple-choice-Intensivtrainer für die Heilpraktikerprüfung

Der Last-minute-Prüfungscheck

Sonntag

Die Deutsche Bibliothek – CIP-Einheitsaufnahme

Holler, Arpana Tjard:
Multiple-choice-Intensivtrainer für die Heilpraktikerprüfung : der Last-minute-Prüfungscheck / Arpana Tjard Holler. – Stuttgart : Sonntag, 1999
(Heilpraxis)
ISBN 3-87758-199-4

Anschrift des Verfassers:
Arpana Tjard Holler
Heilpraxis
Sonnenstraße 28
74388 Talheim

Umschlagbild: Imagebank, Frankfurt

Wichtiger Hinweis
Medizin als Wissenschaft ist ständig im Fluß. Forschung und klinische Erfahrung erweitern unsere Erkenntnisse, insbesondere was Behandlung und medikamentöse Therapie anbelangt. Soweit in diesem Werk eine Dosierung oder eine Applikation erwähnt wird, darf der Leser zwar darauf vertrauen, daß Autoren, Herausgeber und Verlag große Sorgfalt darauf verwandt haben, daß diese Angabe **dem Wissensstand bei Fertigung des Werkes** entspricht. Dennoch ist jeder Benutzer aufgefordert, die Beipackzettel der verwendeten Präparate zu prüfen, um in eigener Verantwortung festzustellen, ob die dort gegebene Empfehlung für Dosierungen oder die Beachtung von Kontraindikationen gegenüber der Angabe in diesem Buch abweicht. Das gilt nur bei selten verwendeten oder neu auf den Markt gebrachten Präparaten, sondern auch bei denjenigen, die vom Bundesgesundheitsamt (BGA) oder Paul-Ehrlich-Institut (PEI) und ihrer Anwendbarkeit eingeschränkt worden sind.
Geschützte Warennamen (Warenzeichen) werden nicht besonders kenntlich gemacht. Aus dem Fehlen eines solchen Hinweises kann also nicht geschlossen werden, daß es sich um einen freien Warennamen handele.

ISBN 3-87758-199-4

Printed in Germany 2000
Satz: primustype Robert Hurler GmbH, Notzingen
Druck: Gulde, Tübingen

Inhaltsverzeichnis

Vorwort

Der Umgang mit MC-Fragen muß gelernt werden. Am besten fängt man mit relativ „leichten" MC-Fragen an und wendet sich dann den „schweren" und kniffligen Aufgaben zu. Die in dieser Ausgabe enthaltenden Fragen sind in etwa der Kategorie „schwer" zuzuordnen. Je mehr MC-Fragen Sie bewältigen, desto größer wird Ihre Chance die schriftliche Prüfung zu bestehen. Für den Umgang mit MC-Prüfungen vor dem Gesundheitsamt sind einige Verhaltensregeln von großer Bedeutung:

1. Schließen Sie mindestens zwei Tage vor der Prüfung alle Ihre Bücher und hören Sie auf zu lernen. Jetzt können Sie getrost das Schicksal walten lassen. Sie machen sich nur „verrückt", wenn Sie versuchen bis zur letzten Minute Informationen in Ihr Hirn zu quetschen. Es ist wichtig, daß Sie „abgeben" und „loslassen". So können Sie am besten aus Ihrem enormen Wissenspotential schöpfen, wenn Sie entspannt und gelassen zur Prüfung erscheinen. Gönnen Sie sich in den letzten beiden Tagen viel Entspannung, Ruhe und Schlaf.
2. Viele Prüfungen haben eine Teilnehmerzahl von 200 und mehr. Sprechen Sie möglichst nur das Notwendigste, gehen Sie keine Konversation ein, seien Sie einfach für sich und warten Sie, bis Sie Einlaß in den Prüfungsraum erhalten und die Prüfungsbogen verteilt werden. Empfehlenswert sind auch Ohrstöpsel, denn gerade zum Schluß kann der Geräuschpegel der früher abgebenden Prüflinge überaus störend sein.
3. Bevor Sie sich auf die MC-Fragen stürzen, kann es sehr hilfreich sein, einige Minuten die Augen zu schließen und in sich zu gehen. Setzen Sie sich einigermaßen bequem hin und versuchen Sie an nichts zu denken. Das gelingt am besten, wenn Sie die Aufmerksamkeit auf Ihre Atmung lenken. Es mag sogar sein, daß jetzt Ihre Gedanken wie Pilze aus dem Boden schießen. Lassen Sie sich nicht beirren, immer wenn Sie Gedanken erkennen, kehren Sie zur Atmung zurück. Mit dieser „kleinen" Meditation können Sie Kontakt mit Ihrem Unbewußten und so mit Ihrer Wissensquelle schließen. Alles was Sie jemals gelesen und verstanden haben, ist unwiderruflich in Ihrem „Computer" gespeichert. Es gilt den Kontakt dazu herzustellen. Dies kann schon durch eine kleine Entspannungsübung geschehen. Sie brauchen sich dazu nicht anzustrengen, im Gegenteil, „Nichtanstrengen" ist der Schlüssel.
4. Für die Lösung der MC-Fragen nehmen Sie ein leeres Blatt Papier und decken alle anderen Fragen ab, so daß nur eine MC-Frage vor Ihnen liegt. Für einige von Ihnen mag es psychologisch entlastend sein von „hinten" zu beginnen, also mit der letzten Frage anzufangen und sich in umgekehrter Reihenfolge bis zur ersten Frage durchzuarbeiten.
5. Beantworten Sie die MC-Fragen jetzt relativ zügig. Stellen Sie fest, daß Sie zur Beantwortung dieser Frage längere Zeit in Anspruch benötigen, oder daß Sie sich einfach nicht sicher sind, daß sie möglicherweise sogar raten müssen, dann vermerken Sie diese Frage mit einem Zeichen und gehen Sie zur nächsten über. Am Schluß nehmen Sie sich dann nur die mit Ihrem Zeichen versehenen Fragen vor und beantworten oder korrigieren Sie diese. Aus Erfahrung weiß man, daß die

Schüler, die zum Schluß alle ihre Fragen noch einmal durchsehen mehr Fehler bei der Korrektur machen, als daß sie falsch beantwortete Fragen richtig korrigieren. Daher gilt: Einmal zügig beantwortete MC-Fragen nie wieder angucken!

6 Bleiben Sie Ihren in der Prüfungsvorbereitung erlernten „Mustern" treu. Generell gibt es zwei Wege diese Multiple-Choice-Fragen zu lösen: Die erste Möglichkeit ist die „langsame" und „sichere" Methode. Der Prüfling liest eine Aussage nach der anderen und entscheidet jeweils ob diese richtig oder falsch ist (dazu ist ein „Schmierzettel" recht nützlich). Dann wird die erarbeitete Kombination mit den unter der Frage stehenden Kombinationen verglichen. Bitte vergessen Sie nicht klarzustellen, ob die Fragestellung eine positive oder eine negative Antwort erwünscht (Beispiel: Welche Aussagen zum grauen Stars *sind nicht richtig?).*
Erst wenn es die von Ihnen erarbeitete Kombination nicht gibt, müssen Sie den zweiten Weg wählen. Der Prüfling sucht sich die Aussage/n heraus, die er mit Sicherheit deutlich zuordnen kann und vergleicht diese mit den angebotenen Kombinationen. Beispiel: „Welche Aussagen zum grauen Star sind richtig?" In einer Aussage lesen Sie „erhöhter Augeninnendruck", und Sie wissen ganz genau, daß diese Aussage nicht zum Katarakt paßt, also können Sie die Kombinationen streichen, die die Nummer dieser Aussage enthält. Oft läßt sich so eine MC-Frage viel schneller und einfacher beantworten.

7 Einen letzten Hinweise möchte ich für die sogenannten *Weil-Fragen* geben, die in den letzten Prüfungen immer öfter gestellt werden (in der Prüfung II/98 in Baden Württemberg über 20%!). Lesen und beurteilen Sie zuerst die zweite Aussage und **dann** die erste. Stimmt Ihrer Meinung nach die zweite und die erste Aussage, müssen Sie jetzt entscheiden ob die Verknüpfung untereinander stimmt.

Ich wünsche allen Anwärtern ein schöne Lernzeit und eine erfolgreiche Prüfung.

Talheim, im Frühjahr 1999

Arpana Tjard Holler

Repetitorium I

1. Welche Infektionskrankheit ist schon im Verdachtsfall zu melden?

1. Botulismus
2. Hepatitis
3. Scharlach
4. Diphtherie
5. Cholera

- ☐ A) Nur die Aussagen 1, 2 und 3 sind richtig
- ☐ B) Nur die Aussagen 1 und 4 sind richtig
- ☐ C) Nur die Aussagen 1 und 5 sind richtig
- ☐ D) Nur die Aussagen 2, 4 und 5 sind richtig
- ☐ E) Nur die Aussagen 4 und 5 sind richtig

2. Welche Patienten sind suizidgefährdet?

1. Schizophrenie
2. Suchtkranke
3. Melancholie
4. Morbus Parkinson
5. Patient mit Herzneurose

- ☐ A) Nur die Aussagen 1, 2, 3 und 4 sind richtig
- ☐ B) Nur die Aussagen 1, 2 und 3 sind richtig
- ☐ C) Nur die Aussagen 1, 2 und 4 sind richtig
- ☐ D) Nur die Aussagen 1, 4 und 5 sind richtig
- ☐ E) Alle Aussagen sind richtig

3. Organische Psychose, was stimmt nicht?

- ☐ A) Exogene Psychosen
- ☐ B) Endogene Psychosen
- ☐ C) Körperliche Psychosen
- ☐ D) Somatogene Psychosen

4. Kreuzen Sie an, was keine Arzneimittel sind!

1. Acethylsalicylsäure (ASS)
2. Kosmetika
3. Desinfektionsmittel
4. Mineralwässer
5. Pflaster und Binden

- ☐ A) Nur die Aussagen 1, 3 und 5 sind richtig
- ☐ B) Nur die Aussage 1 ist richtig
- ☐ C) Nur die Aussagen 2 und 4 sind richtig
- ☐ D) Nur die Aussagen 2, 3, 4 und 5 sind richtig
- ☐ E) Alle Aussagen sind richtig

5. Wie lange muß die Einwirkzeit bei der hygienischen Händedesinfektion sein?

- ☐ A) 30 Sekunden
- ☐ B) 80 Sekunden
- ☐ C) 2 Minuten
- ☐ D) 3 Minuten
- ☐ E) 4 Minuten

6. Folgende Ausscheider sind meldepflichtig:

1. Choleraerreger
2. Erreger Bakterienruhr
3. Erreger des Diphtherie
4. Erreger des Typhus
5. Betahämolysierende Streptokokken

- ☐ A) Nur die Aussagen 1 und 2 sind richtig
- ☐ B) Nur die Aussagen 1, 2 und 4 sind richtig
- ☐ C) Nur die Aussagen 1 und 4 sind richtig
- ☐ D) Nur die Aussagen 1, 3 und 4 sind richtig
- ☐ E) Alle Aussagen sind richtig

7. Bei welchen Erkrankungen kommt es zu Ödemen?

1. Erkrankungen des Herzens
2. Erkrankungen der Niere
3. Erkrankungen der Leber
4. Erkrankungen der Wirbelsäule
5. Erkrankungen der Nerven

- ☐ A) Nur die Aussagen 1, 2, 3 und 4 sind richtig
- ☐ B) Nur die Aussagen 1, 2 und 3 sind richtig
- ☐ C) Nur die Aussagen 1 und 2 sind richtig
- ☐ D) Nur die Aussage 1 ist richtig
- ☐ E) Alle Aussagen sind richtig

8. Wie sind die diagnostischen Zeichen bei einer Glomerulonephritis?

1. Erythrozyturie
2. Proteinurie
3. Erythrozytenzylinder
4. Leukozytenzylinder
5. Nitrit

- ☐ A) Nur die Aussagen 1, 2 und 3 sind richtig
- ☐ B) Nur die Aussagen 1, 3 und 5 sind richtig
- ☐ C) Nur die Aussagen 2, 3 und 4 sind richtig
- ☐ D) Nur die Aussagen 3, 4 und 5 sind richtig
- ☐ E) Alle Aussagen sind richtig

9. Wie sind die diagnostischen Zeichen bei einer Pyelonephritis?

1. Leukozyturie
2. Proteinurie
3. Erythrozyturie
4. Leukozytenzylinder
5. Nitrit

- ☐ A) Nur die Aussagen 1, 3, 4 und 5 sind richtig
- ☐ B) Nur die Aussagen 1, 2 und 3 sind richtig
- ☐ C) Nur die Aussagen 1, 2 und 5 sind richtig
- ☐ D) Nur die Aussagen 3 und 5 sind richtig
- ☐ E) Alle Aussagen sind richtig

10. Was ist die Aufgabe des Vitamin D?

- ☐ A) Resorption von Kalium
- ☐ B) Resorption von Kalzium
- ☐ C) Steuerung der Erythropoese
- ☐ D) Resorption von Phosphor
- ☐ E) Steuerung des Elektrolytstoffwechsels

11. Was sind Chromosomen?

- ☐ A) Zellorganellen
- ☐ B) Träger der Erbsubstanz
- ☐ C) Bestandteile der Grundsubstanz des Interstitium
- ☐ D) Lysozyme
- ☐ E) Endoplasmatisches Retikulum

12. Ein Kind hat Scharlach. Die Geschwister hatten Kontakt, sind aber noch nicht erkrankt. Welche Aussage stimmt für die Geschwister?

- ☐ A) Sie sind krankheitsverdächtig
- ☐ B) Sie sind ausscheidungsverdächtig
- ☐ C) Sie sind ansteckungsverdächtig
- ☐ D) Sie sind krank
- ☐ E) Sie sind gar nicht verdächtig

13. Bei welcher Erkrankung ist eine generalisierte Lymphknotenschwellung klassisch nicht zu finden?

- ☐ A) Lymphogranulomatose
- ☐ B) Mononukleose
- ☐ C) Toxoplasmose
- ☐ D) Tuberkulose

14. Welche Symptome sind typisch bei Hyperthyreose?

1. Tachykardie
2. Gewichtsverlust
3. Gewichtszunahme
4. Exophthalmus
5. Myxödem

- ☐ A) Nur die Aussagen 1, 2, und 4 sind richtig
- ☐ B) Nur die Aussagen 1, 3 und 5 sind richtig
- ☐ C) Nur die Aussagen 1 und 4 sind richtig
- ☐ D) Nur die Aussagen 1, 4 und 5 sind richtig
- ☐ E) Nur die Aussagen 3 und 5 sind richtig

15. Piercing an der Unterlippe führt häufig zu einer Hirnhautentzündung
weil
der Venenabfluß über die oberen Augenhöhlenvenen zu den Venen in das Gehirn führt.

- ☐ A) Die Aussage 1 ist richtig, die Aussage 2 ist richtig, die Verknüpfung ist richtig
- ☐ B) Die Aussage 1 ist richtig, die Aussage 2 ist richtig, die Verknüpfung ist falsch
- ☐ C) Die Aussage 1 ist richtig, die Aussage 2 ist falsch
- ☐ D) Die Aussage 1 ist falsch, die Aussage 2 ist richtig
- ☐ E) Die Aussage 1 ist falsch, die Aussage 2 ist falsch

16. Bei welchen Erkrankungen kommt es typischerweise zum Nachschleppen einer Thoraxseite?

1. Herzinfarkt
2. Lungenembolie
3. Herzinsuffizienz
4. Pleuritis
5. Rippenbruch

☐ A) Nur die Aussagen 1, 4, und 5 sind richtig
☐ B) Nur die Aussagen 2, 3 und 4 sind richtig
☐ C) Nur die Aussagen 2, 4 und 5 sind richtig
☐ D) Nur die Aussagen 3, 4 und 5 sind richtig
☐ E) Nur die Aussage 4 ist richtig

17. Welche Erkrankungen können zu einer Leberzirrhose führen?

1. Hypertonie
2. Niereninsuffizienz
3. Portale Hypertension (Pfortaderhochdruck)
4. Infektiöse Hepatitis
5. Alkoholabusus

☐ A) Nur die Aussagen 1, 2, und 4 sind richtig
☐ B) Nur die Aussagen 1, 3 und 5 sind richtig
☐ C) Nur die Aussagen 2, 3 und 4 sind richtig
☐ D) Nur die Aussagen 3, 4 und 5 sind richtig
☐ E) Nur die Aussagen 4 und 5 sind richtig

18. Welche Erkrankung führt nicht klassischerweise zu einer chronischen Müdigkeit?

☐ A) Hypothyreose
☐ B) Anämie
☐ C) Hypotonie
☐ D) Hypertonie
☐ E) Morbus Addison

19. Wodurch wird Hepatitis A klassischerweise übertragen?

☐ A) Durch Sperma
☐ B) Durch Tränen- bzw. Augensekret
☐ C) Durch z. B. ungekochte Muscheln
☐ D) Durch Bluttransfusionen
☐ E) Durch unsterile Spritzen

20. Kreuzen Sie die Aufgaben des Sympathikus an?

1. Pupillenerweiterung
2. Herztätigkeit beeinflussen
3. Aktivierung der Belegzellen
4. Erweiterung der Herzkranzgefäße
5. Verengung der Bronchien

☐ A) Nur die Aussagen 1, 2, und 4 sind richtig
☐ B) Nur die Aussagen 1, 2, 3 und 5 sind richtig
☐ C) Nur die Aussagen 1, 4 und 5 sind richtig
☐ D) Nur die Aussagen 2, 4 und 5 sind richtig
☐ E) Nur die Aussagen 4 und 5 sind richtig

21. Urlauber, die sich in tropischen Ländern, z. B. Asien, Afrika und Südamerika aufhalten sind mehr gefährdet an AIDS zu erkranken weil in diesen Gebieten eine größere Durchseuchung besteht

☐ A) Die Aussage 1 ist richtig, die Aussage 2 ist richtig, die Verknüpfung ist richtig
☐ B) Die Aussage 1 ist richtig, die Aussage 2 ist richtig, die Verknüpfung ist falsch
☐ C) Die Aussage 1 ist richtig, die Aussage 2 ist falsch
☐ D) Die Aussage 1 ist falsch, die Aussage 2 ist richtig
☐ E) Die Aussage 1 ist falsch, die Aussage 2 ist falsch

22. Was gehört zu den Gehörknöchelchen?

☐ A) Mastoid
☐ B) Felsenbein
☐ C) Amboß
☐ D) Cochlea
☐ E) Trommelfell

23. Welche Vitamine sind wasserlöslich?

1. Vitamin A
2. Vitamin B
3. Vitamin C
4. Vitamin D
5. Vitamin K

☐ A) Nur die Aussagen 1, 2, und 3 sind richtig
☐ B) Nur die Aussagen 1, 4 und 5 sind richtig
☐ C) Nur die Aussagen 2 und 3 sind richtig
☐ D) Nur die Aussagen 3, 4 und 5 sind richtig
☐ E) Alle Aussagen sind richtig

24. Welche Hormone regeln den Wasserhaushalt in der Niere?

1. Parathormon
2. Adrenalin
3. Aldosteron
4. Adiuretin (ADH)
5. Kortison

☐ A) Nur die Aussagen 1 und 2 sind richtig
☐ B) Nur die Aussagen 2 und 4 sind richtig
☐ C) Nur die Aussagen 2, 4 und 5 sind richtig
☐ D) Nur die Aussagen 3 und 4 sind richtig
☐ E) Nur die Aussagen 4 und 5 sind richtig

25. Was wird bei der tubulären Rückresorption aus dem Primärharn resorbiert?

1. Glukose
2. Wasser
3. Kalium
4. Bluteiweiße (z. B. Albumine)
5. Erythrozyten

☐ A) Nur die Aussagen 1, 2 und 3 sind richtig
☐ B) Nur die Aussagen 1, 3 und 5 sind richtig
☐ C) Nur die Aussagen 1, 4 und 5 sind richtig
☐ D) Nur die Aussagen 2, 3 und 4 sind richtig
☐ E) Alle Aussagen sind richtig

26. Wie heißt der wichtigste parasympathische Nerv?

☐ A) N. trigeminus
☐ B) N. facialis
☐ C) N. hypoglossus
☐ D) Der Grenzstrang
☐ E) Der Vagus

27. Eine Netzhautablösung führt zu welchem Symptom?

☐ A) Gesichtsfeldausfälle, Schleiersehen
☐ B) Doppelbilder
☐ C) Rot-grün-Sehen
☐ D) Gerötete Augenbindehaut
☐ E) Schmerzen

28. Wie heißt der erste Halswirbel?

☐ A) Occipitalis
☐ B) Axis
☐ C) Atlas
☐ D) Dens
☐ E) Processus spinosus

29. Wie sind die typischen Symptome einer Linksherzinsuffizienz?

1. Belastungsdyspnoe
2. Ruhedyspnoe
3. Lungenödem
4. Asthma cardiale
5. Orthopnoe

☐ A) Nur die Aussagen 1, 2 und 3 sind richtig
☐ B) Nur die Aussagen 1, 3 und 5 sind richtig
☐ C) Nur die Aussagen 2, 3 und 4 sind richtig
☐ D) Nur die Aussagen 3, 4 und 5 sind richtig
☐ E) Alle Aussagen sind richtig

30. Was versteht man unter einer arteriellen Verschlußkrankheit?

☐ A) Kreislaufstörung
☐ B) Periphere Durchblutungsstörung
☐ C) Aneurysma
☐ D) Embolie
☐ E) Thrombose

31. Was trifft für den Mongolismus zu?

1. Genetischer Defekt
2. Erworben
3. Trisomie 21
4. Wird mit Kortison behandelt
5. Down-Syndrom

☐ A) Nur die Aussagen 1, 2 und 5 sind richtig
☐ B) Nur die Aussagen 1, 3 und 5 sind richtig
☐ C) Nur die Aussagen 1, 4 und 5 sind richtig
☐ D) Nur die Aussagen 3, 4 und 5 sind richtig
☐ E) Nur die Aussagen 3 und 5 sind richtig

32. Was sind die Nachbarorgane des Herzen?

1. Thymus
2. Aorta
3. Speiseröhre
4. Zwerchfell
5. Lungen

☐ A) Nur die Aussagen 1, 2, 3 und 4 sind richtig
☐ B) Nur die Aussagen 1, 3 und 5 sind richtig
☐ C) Nur die Aussagen 2, 4 und 5 sind richtig
☐ D) Nur die Aussagen 3, 4 und 5 sind richtig
☐ E) Alle Aussagen sind richtig

33. Welche Aussage über die Pflichten des HP stimmt nicht?

☐ A) Der HP hat eine Schweigepflicht
☐ B) Der HP hat eine Weiterbildungspflicht
☐ C) Der HP darf Typhus nicht behandeln
☐ D) Der HP darf verschreibungspflichtige Medikamente ab D4 verordnen
☐ E) Der HP muß nach bestandener Prüfung ein Praktikum absolvieren, um eine Praxis zu eröffnen

34. Das Schlafapnoesyndrom muß nicht behandelt werden
weil
die Schlafapnoe nicht auf organische Ursachen zurückzuführen ist

☐ A) Die Aussage 1 ist richtig, die Aussage 2 ist richtig, die Verknüpfung ist richtig
☐ B) Die Aussage 1 ist richtig, die Aussage 2 ist richtig, die Verknüpfung ist falsch
☐ C) Die Aussage 1 ist richtig, die Aussage 2 ist falsch
☐ D) Die Aussage 1 ist falsch, die Aussage 2 ist richtig
☐ E) Die Aussage 1 ist falsch, die Aussage 2 ist falsch

35. Welches Symptom kann bei einem Pankreaskopfkarzinom nicht auftreten?

☐ A) Ikterus
☐ B) Rückenschmerzen
☐ D) Tastbare schmerzlose Gallenblase
☐ C) Fettstuhl
☐ E) Hypoglykämie

36. Trommelschlegelfinger mit Uhrglasnägeln sind häufig Zeichen welcher Organerkrankung?

1. Herzerkrankungen
2. Lungenerkrankungen
3. Psoriasis
4. Hyperthyreose
5. Morbus Parkinson

☐ A) Nur die Aussagen 1, 2, 3 und 4 sind richtig
☐ B) Nur die Aussagen 1, 2 und 3 sind richtig
☐ C) Nur die Aussagen 1 und 2 sind richtig
☐ D) Nur die Aussagen 2, 3 und 4 sind richtig
☐ E) Keine Aussage ist richtig

37. Aus welcher Haut besteht die Iris?

☐ A) Aderhaut
☐ B) Lederhaut
☐ C) Netzhaut
☐ D) Hornhaut
☐ E) Gar keine Haut

38. Was gehört zum Kehlkopf?

1. Schildknorpel
2. Ringknorpel
3. Stimmlippen
4. Zungenbein
5. Hypopharynx (Kehlkopfrachenraum)

☐ A) Nur die Aussagen 1, 2 und 3 sind richtig
☐ B) Nur die Aussagen 1, 2 und 5 sind richtig
☐ C) Nur die Aussagen 2, 3 und 4 sind richtig
☐ D) Nur die Aussagen 3, 4 und 5 sind richtig
☐ E) Alle Aussagen sind richtig

39. Was liegt in der Nierenrinde?

1. Glomeruli
2. Gewundener Anteil der Harnkanälchen
3. Henle-Schleife
4. Nierenkelche
5. Nierenpapillen

☐ A) Nur die Aussagen 1, 2, 3 und 4 sind richtig
☐ B) Nur die Aussagen 1, 2 und 3 sind richtig
☐ C) Nur die Aussagen 1 und 2 sind richtig
☐ D) Nur die Aussagen 3, 4 und 5 sind richtig
☐ E) Alle Aussagen sind richtig

40. Kreuzen Sie den Hör- und Gleichgewichtsnerv an!

- □ A) I. Hirnnerv
- □ B) II. Hirnnerv
- □ C) V. Hirnnerv
- □ D) VII Hirnnerv
- □ E) VIII. Hirnnerv

41. Welche Faktoren gelten als begünstigend für die Osteoporose?

1. Bewegungsmangel
2. Menopause
3. Cushing-Syndrom
4. Kortison-Einnahme
5. Ruhestellung eines Beines nach einem Knochenbruch

- □ A) Nur die Aussagen 1, 2 und 3 sind richtig
- □ B) Nur die Aussagen 1, 3 und 4 sind richtig
- □ C) Nur die Aussagen 2, 3, 4 und 5 sind richtig
- □ D) Nur die Aussagen 3, 4 und 5 sind richtig
- □ E) Alle Aussagen sind richtig

42. Was stimmt für das nephrotische Syndrom?

- □ A) Eiweißverlustniere
- □ B) Wanderniere
- □ C) Bakterielle Nierenentzündung
- □ D) Abakterielle Nierenentzündung
- □ E) Zystenniere

43. Eine Frau kommt zu Ihnen in die Praxis. Sie gibt an, daß sie eine nicht schmerzhafte offene Stelle an den äußeren Schamlippen hat sowie vergrößerte Leistenlymphknoten. Wie verhalten sie sich?

- □ A) Sie nehmen einen Abstrich vom Rand des Geschwürs.
- □ B) Sie lassen eine Blutkultur anlegen.
- □ C) Es handelt sich um einen Morbus Hodgkin.
- □ D) Sie melden sofort dem Gesundheitsamt
- □ E) Keine der Aussagen ist richtig.

44. Welchen Aussagen über das Herz sind richtig?

1. Das ovale Fenster (Foramen ovale) befindet sich im Kammerseptum
2. Die Mitralklappe befindet sich zwischen rechtem Vorhof und rechter Kammer
3. Semilunarklappen sind Taschenklappen
4. Die Papillarmuskeln dienen zur Befestigung der Segelklappen
5. Der Ductus Botali befindet sich zwischen dem rechten und linken Vorhof

☐ A) Nur die Aussagen 1, 2 und 3 sind richtig
☐ B) Nur die Aussagen 1 und 5 sind richtig
☐ C) Nur die Aussagen 2, 3 und 5 sind richtig
☐ D) Nur die Aussagen 3 und 4 sind richtig
☐ E) Nur die Aussagen 3, 4 und 5 sind richtig

45. Welche Erkrankung kann einen Ikterus hervorrufen?

1. Malaria
2. Pankreaskopfkarzinom
3. Hepatitis
4. Hämolytische Anämie
5. Steinverschluß im Ductus zysticus

☐ A) Nur die Aussagen 1, 2, 3 und 4 sind richtig
☐ B) Nur die Aussagen 1, 2 und 3 sind richtig
☐ C) Nur die Aussagen 1, 3 und 5 sind richtig
☐ D) Nur die Aussagen 2, 3 und 4 sind richtig
☐ E) Alle Aussagen sind richtig

46. Bei der Herzinsuffizienz kommt es zu Leistungsschwäche und Atembeschwerden weil die Ödembildung zu einer Abnahme des Blutvolumens führt.

☐ A) Die Aussage 1 ist richtig, die Aussage 2 ist richtig, die Verknüpfung ist richtig
☐ B) Die Aussage 1 ist richtig, die Aussage 2 ist richtig, die Verknüpfung ist falsch
☐ C) Die Aussage 1 ist richtig, die Aussage 2 ist falsch
☐ D) Die Aussage 1 ist falsch, die Aussage 2 ist richtig
☐ E) Die Aussage 1 ist falsch, die Aussage 2 ist falsch

47. Welche Aussage über die Milz ist falsch?

☐ A) Die Milz ist ein lymphatisches Organ
☐ B) Die Milz dient als Eisenspeicher
☐ C) Die Milz liegt intraperitoneal
☐ D) Die Milz liegt auf dem Übergang der Brustwirbel und Lendenwirbel

48. Wo wird der Liquor cerebrospinalis gebildet?

- ☐ A) In der grauen Substanz
- ☐ B) In der weißen Substanz
- ☐ C) Im Hypothalamus
- ☐ D) In den Seitenventrikeln
- ☐ E) Im Rückenmark

49. Was ist ein Abszeß?

- ☐ A) Eine abgeschlossene Höhle mit Auskleidung
- ☐ B) Eine nicht vorgebildete mit Eiter gefüllte Körperhöhle
- ☐ C) Abnorme Verbindung zwischen einer Körperhöhle und der Körperoberfläche
- ☐ D) Sackartiges Geschwulst mit wasserähnlichem Inhalt
- ☐ E) Verkapselung von Erregern

50. Welche Symptome gelten für die Hypokalzämie?

1. Verminderte Muskelerregbarkeit
2. Erhöhte Muskelerregbarkeit
3. Tetanie
4. Hypotonie
5. Thrombose

- ☐ A) Nur die Aussagen 1 und 3 sind richtig
- ☐ B) Nur die Aussagen 1, 4 und 5 sind richtig
- ☐ C) Nur die Aussagen 2 und 3 sind richtig
- ☐ D) Nur die Aussagen 2, 3 und 4 sind richtig
- ☐ E) Nur die Aussagen 2 und 4 sind richtig

51. Was tritt durch den Nierenhilus?

1. A. Renalis
2. V. Renalis
3. Harnleiter
4. Obere Mesenterialschlagader
5. Vena cava inferior

- ☐ A) Nur die Aussagen 1, 2, 3 und 4 sind richtig
- ☐ B) Nur die Aussagen 1, 2 und 3 sind richtig
- ☐ C) Nur die Aussagen 1 und 2 sind richtig
- ☐ D) Nur die Aussagen 3 und 5 sind richtig
- ☐ E) Alle Aussagen sind richtig

52. Welche Maßnahmen unternehmen Sie bei einem Patienten mit anaphylaktischem Schock?

1. Injektion sofort abbrechen
2. Notarzt benachrichtigen
3. Patient in den Schocklage
4. Spritze mit Nadel herausnehmen
5. Patient unbedingt bewegen

☐ A) Nur die Aussagen 1, 2 und 3 sind richtig
☐ B) Nur die Aussagen 1 und 3 sind richtig
☐ C) Nur die Aussagen 1, 2, 3 und 4 sind richtig
☐ D) Nur die Aussagen 1, 2 und 4 sind richtig
☐ E) Nur die Aussagen 2, 4 und 5 sind richtig

53. Typische Symptome einer akuten Pankreatitis:

1. Lymphknotenschwellungen
2. Blut im Stuhl
3. Übelkeit und Erbrechen
4. Schocksymptomatik
5. Sodbrennen

☐ A) Nur die Aussagen 1, 2 und 3 sind richtig
☐ B) Nur die Aussagen 1, 3 und 5 sind richtig
☐ C) Nur die Aussagen 2, 4 und 5 sind richtig
☐ D) Nur die Aussagen 3 und 4 sind richtig
☐ E) Alle Aussagen sind richtig

54. Welche Aussage trifft für die Urämie zu?

1. Harnvergiftung
2. Oligurie
3. Anurie
4. Harnpflichtige Substanzen im Blut sind erhöht
5. Metabolische Azidose

☐ A) Nur die Aussagen 1, 2 und 3 sind richtig
☐ B) Nur die Aussagen 1, 3 und 5 sind richtig
☐ C) Nur die Aussagen 2, 3 und 4 sind richtig
☐ D) Nur die Aussagen 3, 4 und 5 sind richtig
☐ E) Alle Aussagen sind richtig

55. Bei der Erkrankung Tuberkulose ist die Tuberkulinreaktion epidemisch ein wichtiger diagnostischer Test
weil
eine positive Tuberkulinreaktion immer auf eine frische Tbc-Infektion hinweist.

☐ A) Die Aussage 1 ist richtig, die Aussage 2 ist richtig, die Verknüpfung ist richtig
☐ B) Die Aussage 1 ist richtig, die Aussage 2 ist richtig, die Verknüpfung ist falsch
☐ C) Die Aussage 1 ist richtig, die Aussage 2 ist falsch
☐ D) Die Aussage 1 ist falsch, die Aussage 2 ist richtig
☐ E) Die Aussage 1 ist falsch, die Aussage 2 ist falsch

56. Welche Hormone werden im Hypophysenhinterlappen vorrätig gehalten?

1. Renin
2. STH
3. Calcitonin
4. ADH
5. Oxytocin

- ☐ A) Nur die Aussagen 1 und 2 sind richtig
- ☐ B) Nur die Aussagen 2 und 3 sind richtig
- ☐ C) Nur die Aussagen 3 und 4 sind richtig
- ☐ D) Nur die Aussagen 4 und 5 sind richtig
- ☐ E) Keine Aussage ist richtig

57. Ein Patient weist folgende Symptome auf: Zunehmende Verwahrlosung, abnehmende Merkfähigkeit, Desorientiertheit, sittliche Taktlosigkeit. Was vermuten Sie?

- ☐ A) Multiple Sklerose
- ☐ B) Morbus Parkinson
- ☐ C) Alzheimer-Erkrankung
- ☐ D) Psychose
- ☐ E) Meningitis

58. Welche zwei Karzinome metastasieren bevorzugt in die Leber?

1. Mammakarzinom
2. Basaliome
3. Kolorektales Karzinom
4. Gallenblasenkarzinom
5. Prostatakarzinom

- ☐ A) Nur die Aussagen 1 und 2 sind richtig
- ☐ B) Nur die Aussagen 1 und 3 sind richtig
- ☐ C) Nur die Aussagen 1 und 4 sind richtig
- ☐ D) Nur die Aussagen 3 und 4 sind richtig
- ☐ E) Nur die Aussagen 4 und 5 sind richtig

59. Rotes, sichtbares Blut im Stuhl. Was könnte die Ursache sein?

1. Rektumkarzinom
2. Ösophaguskarzinom
3. Ulkus duodeni
4. Hämorrhoiden
5. Colitis ulcerosa

- ☐ A) Nur die Aussagen 1, 2 und 4 sind richtig
- ☐ B) Nur die Aussagen 1 und 4 sind richtig
- ☐ C) Nur die Aussagen 1, 4 und 5 sind richtig
- ☐ D) Nur die Aussagen 3, 4 und 5 sind richtig
- ☐ E) Alle Aussagen sind richtig

60. Welche Muskeln befinden sich oberhalb des Zwerchfells?

1. Sternokleidomastoideus
2. Gluteus maximus
3. Pectoralis major
4. Gastrocnemius
5. Triceps

- ☐ A) Nur die Aussagen 1, 2 und 3 sind richtig
- ☐ B) Nur die Aussagen 1, 2, 4 und 5 sind richtig
- ☐ C) Nur die Aussagen 1, 3 und 5 sind richtig
- ☐ D) Nur die Aussagen 3, 4 und 5 sind richtig
- ☐ E) Alle Aussagen sind richtig

Repetitorium II

1. Welche Aussage trifft nicht zu? Ein sog. kalter Knoten im Schilddrüsenszintigramm weist hin auf:

☐ A) Schilddrüsenkarzinom
☐ B) Schilddrüsenabszeß
☐ C) Autonomes Adenom
☐ D) Schilddrüsenzyste
☐ E) Intrathyreoidale Blutung

2. Was gehört nicht typischerweise zu den Symptomen eines Gehirntumors?

☐ A) Stauungspapille
☐ B) Schwallartiges Erbrechen
☐ C) Einseitige Kopfschmerzen
☐ D) Ataxie (Koordinationsstörungen)
☐ E) Lähmungen der unteren Extremitäten

3. Palmarerythem wird gefunden bei:

☐ A) Hypernephrom (Nierenkarzinom)
☐ B) Cushing-Syndrom
☐ C) Hyperthyreose
☐ D) Leberzirrhose
☐ E) Morbus Addison

4. Welche Symptome erwarten Sie bei einer Pyramidenbahnschädigung?

1. Oppenheim-Zeichen
2. Babinski-Reflex
3. Muskeleigenreflexe sind gesteigert
4. Intentionstremor
5. Schlaffe Lähmungen

☐ A) Nur die Aussagen 1, 2, 3 und 4 sind richtig
☐ B) Nur die Aussagen 1, 2 und 3 sind richtig
☐ C) Nur die Aussagen 1 und 2 sind richtig
☐ D) Nur die Aussagen 2, 3 und 5 sind richtig
☐ E) Keine Aussage ist richtig

5. Welche Aussage tritt bei einer renalen Hypertonie nicht zu?

☐ A) Akute Niereninsuffizienz
☐ B) Chronische Niereninsuffizienz
☐ C) Akute Glomerulonephritis
☐ D) Nierenarterienstenose
☐ E) Schwangerschaftsnephropathie

6. Welche Vorgeschichte ist bei Patienten mit erworbenem Herzklappenfehler häufig zu finden?

☐ A) Virus-Hepatitis
☐ B) Tuberkulose
☐ C) AIDS
☐ D) Rheumatisches Fieber
☐ E) Arteriosklerose

7. Welche Aussage zum Morbus Bechterew ist richtig?

1. Ist chronisch entzündlich
2. Führt zur Kyphose der BWS
3. Befällt am Anfang typischerweise die Ileosakralgelenke
4. Die Versteifung kann durch intensive Krankengymnastik reversibel gemacht werden
5. Befällt bevorzugt Frauen

- ☐ A) Nur die Aussagen 1, 2, 3 und 5 sind richtig
- ☐ B) Nur die Aussagen 1, 2 und 3 sind richtig
- ☐ C) Nur die Aussagen 1 und 2 sind richtig
- ☐ D) Nur die Aussagen 1, 3 und 4 sind richtig
- ☐ E) Keine Aussage ist richtig

8. Welche Aussage trifft für die Risikofaktoren beim Diabetes mellitus nicht zu?

- ☐ A) Übergewicht
- ☐ B) Streß
- ☐ C) Infektion
- ☐ D) Kortisonbehandlung
- ☐ E) Mangelernährung

9. Welche Aussage über Adipositas trifft nicht zu?

- ☐ A) Eine häufige Folge ist die Manifestation eines Diabetes mellitus
- ☐ B) Besonders bei einer kohlenhydratreichen Ernährung kommt es zu einem nachweisbaren Hyperinsulinismus im Blut
- ☐ C) Adipositas disponiert zu gestörter Glukosetoleranz
- ☐ D) Es besteht immer ein Mißverhältnis zwischen Nahrungszufuhr und Energieverbrauch
- ☐ E) Wegen der anabolen Wirkung der Schilddrüsenhormone findet sich eine Adipositas häufig bei Hyperthyreose

10. Die Fettsucht ist am häufigsten zurückzuführen auf:

- ☐ A) Hyperinsulinismus
- ☐ B) Nachlassen der endokrinen Funktion
- ☐ C) Länger anhaltende kalorienreiche Überernährung
- ☐ D) Erbanlage
- ☐ E) Psychische Dysfunktion

11. Welche Aussage trifft auf die Osteoporose zu?

1. Östrogene hemmen den Knochenabbau
2. Kortikoide Medikamente können nach Einnahme zu einer Osteoporose führen
3. Bei Beginn der Osteoporose bleiben trotz Verminderung der Mineralgehaltes im Knochen dessen äußere Form meist erhalten
4. Brustwirbelsäulenkyphose
5. Ist bei Verminderung der Nebennierenfunktion häufig

☐ A) Nur die Aussagen 1, 2, 3 und 4 sind richtig
☐ B) Nur die Aussagen 1, 2 und 3 sind richtig
☐ C) Nur die Aussagen 2 und 3 sind richtig
☐ D) Nur die Aussagen 3, 4 und 5 sind richtig
☐ E) Alle Aussagen sind richtig

12. Wann hat ein gesundes Kind normalerweise ein volles Milchgebiß (20 Zähne)?

☐ A) Im Alter von $1^1/_2$ Jahren
☐ B) Im Alter von $2^1/_2$ Jahren
☐ C) Im Alter von $4^1/_2$ Jahren
☐ D) Im Alter von $5^1/_2$ Jahren

13. Welche Aussage trifft bei der chronischen Polyarthritis nicht zu?

☐ A) Ulnare Deviation
☐ B) Deformierte Fingergelenke
☐ C) Hautatrophie
☐ D) Trommelschlegelfinger
☐ E) Oft Keratokonjunktivitis (Entzündung von Hornhaut und Bindehaut des Auges)

14. Ein Patient hat schwere Verbrennungen. Wodurch ist er primär gefährdet?

☐ A) Schock
☐ B) Intoxikation
☐ C) Sepsis
☐ D) Infektion

15. Das Atemgeräusch ist total und absolut aufgehoben bei:

☐ A) Pleuraerguß
☐ B) Bronchitis
☐ C) Atelektase
☐ D) Pneumonie
☐ E) Lungenfibrose

16. Welche Ursachen kommen für eine Splenomegalie (vergrößerte Milz) in Betracht?

1. Milzruptur
2. Portale Hypertension (Pfortaderhochdruck)
3. Pfeiffer-Drüsenfieber
4. Leukämie
5. Typhus abdominalis

- ☐ A) Nur die Aussagen 1, 2, 3 und 5 sind richtig
- ☐ B) Nur die Aussagen 2, 3, 4 und 5 sind richtig
- ☐ C) Nur die Aussagen 2 und 3 sind richtig
- ☐ D) Nur die Aussagen 4 und 5 sind richtig
- ☐ E) Alle Aussagen sind richtig

17. Bei welchen Infektionskrankheiten erlangt der Patienten in der Regel eine Immunität?

1. Enteritis infectiosa
2. Cholera
3. Hepatitis B
4. Mumps
5. Röteln

- ☐ A) Nur die Aussagen 2, 3, 4 und 5 sind richtig
- ☐ B) Nur die Aussagen 3, 4 und 5 sind richtig
- ☐ C) Nur die Aussagen 3 und 4 sind richtig
- ☐ D) Nur die Aussagen 4 und 5 sind richtig
- ☐ E) Alle Aussagen sind richtig

18. Welche Infektionen werden in der Regel durch Tröpfcheninfektion übertragen?

1. Windpocken
2. Masern
3. Typhus
4. Hepatitis A
5. Cholera

- ☐ A) Nur die Aussagen 1, 2, 3 und 4 sind richtig
- ☐ B) Nur die Aussagen 1, 2 und 5 sind richtig
- ☐ C) Nur die Aussagen 1 und 2 sind richtig
- ☐ D) Nur die Aussagen 3, 4 und 5 sind richtig
- ☐ E) Alle Aussagen sind richtig

19. Was stimmt für das Hormon Oxytocin?

- ☐ A) Erregt direkt die glatten Muskelzellen der Gebärmutter
- ☐ B) Steuert die Wasserausscheidung im Tubulusapparat der Niere
- ☐ C) Steuert die Bildung der Spermen in den Hoden
- ☐ D) Wird in der Nebennierenrinde gebildet
- ☐ E) Wird im Hypophysenvorderlappen gebildet

20. Wann kann der Babinski-Reflex positiv sein?

1. Bei Säuglingen
2. Bei Meningoenzephalitis
3. Bei Subarachnoidalblutungen
4. Bei Perniziöser Anämie
5. Bei Kompression des peripheren Nerven

☐ A) Nur die Aussagen 1, 2, 3 und 4 sind richtig
☐ B) Nur die Aussagen 1, 2 und 3 sind richtig
☐ C) Nur die Aussagen 2 und 3 sind richtig
☐ D) Nur die Aussagen 2, 3, 4 und 5 sind richtig
☐ E) Alle Aussagen sind richtig

21. Was kann die Ursache einer behinderten Nasenatmung sein?

1. Nasenmuschelschwellung
2. Nasenseptumdeviation
3. Nasenpolypen
4. Schwellung der Gaumenmandeln
5. Schwellung der Eustachischen Röhre

☐ A) Nur die Aussagen 1, 2, 3 und 4 sind richtig
☐ B) Nur die Aussagen 1, 2 und 3 sind richtig
☐ C) Nur die Aussagen 1 und 2 sind richtig
☐ D) Nur die Aussagen 3, 4 und 5 sind richtig
☐ E) Alle Aussagen sind richtig

22. Zum Horner-Syndrom gehören:

1. Ptosis (Herabhängen des Oberlids)
2. Mydriasis (Pupillenerweiterung)
3. Miosis (Pupillenverengung)
4. Exophthalmus
5. Enophthalmus

☐ A) Nur die Aussagen 1, 2 und 4 sind richtig
☐ B) Nur die Aussagen 1, 2 und 5 sind richtig
☐ C) Nur die Aussagen 1, 3 und 4 sind richtig
☐ D) Nur die Aussagen 1, 3 und 5 sind richtig
☐ E) Nur die Aussagen 3 und 5 sind richtig

23. Was stimmt für die Auskleidung der ableitenden Harnwege?

☐ A) Intima
☐ B) Einschichtiges Epithel
☐ C) Mehrschichtiges Epithel
☐ D) Übergangsepithel
☐ E) Verhorntes Epithel

24. Bei welcher Erkrankung kann nicht Polyurie auftreten?

☐ A) Diabetes mellitus
☐ B) Diabetes insipidus
☐ C) Psychogene Polydipsie
☐ D) Primärer Hyperparathyreoidismus
☐ E) Hypokalzämie

25. Was können Sie durch die Urinteststreifen feststellen?

1. Erythrozyten
2. Leukozyten
3. pH-Wert
4. Ketonkörper
5. Hyaline Zylinder

- ☐ A) Nur die Aussagen 1, 2, 3 und 4 sind richtig
- ☐ B) Nur die Aussagen 1, 2 und 3 sind richtig
- ☐ C) Nur die Aussagen 1 und 2 sind richtig
- ☐ D) Nur die Aussagen 2, 3 und 5 sind richtig
- ☐ E) Alle Aussagen sind richtig

26. Welche Symptome finden Sie bei einer Exsikkose?

1. Stehenbleibende Hautfalten
2. Trockene Schleimhäute
3. Oligurie
4. Herzrhythmusstörungen
5. Hypertonie

- ☐ A) Nur die Aussagen 1, 2, 3 und 4 sind richtig
- ☐ B) Nur die Aussagen 1, 2 und 3 sind richtig
- ☐ C) Nur die Aussagen 1 und 2 sind richtig
- ☐ D) Nur die Aussagen 2 und 5 sind richtig
- ☐ E) Alle Aussagen sind richtig

27. Was gehört nicht zu den Entzündungszeichen?

- ☐ A) Schmerz
- ☐ B) Schwellung
- ☐ C) Wärme
- ☐ D) Eingeschränkte Funktion
- ☐ E) Schwitzen

28. Was sind Pyrogene?

- ☐ A) Stoffe, die zu einer Urämie führen
- ☐ B) Stoffe, die Fieber auslösen können
- ☐ C) Stoffe, die einen Gichtanfall auslösen können
- ☐ D) Stoffe, die zu einer Glomerulonephritis führen können
- ☐ E) Stoffe, die zu einer Pyelonephritis führen können

29. Welche Zuordnung der Gerüche zu den bestimmten Erkrankungen stimmt nicht?

- ☐ A) Nach Erde → Leberkoma
- ☐ B) Bittermandel → Zyankalivergiftung
- ☐ C) Nach Urin → Urämie
- ☐ D) Nach Azeton → Koma Diabeticum
- ☐ E) Säuerlich → Lungengangrän

30. Roseolen als Exanthemstadium eines Typhus abdominalis zeigt sich meist an welcher Körperstelle?

☐ A) Gesicht
☐ B) Rücken
☐ C) Bauchhaut
☐ D) Schultergürtel
☐ E) Hände und Füße

31. Was spricht für eine periphere Lähmung?

☐ A) Rigor
☐ B) Babinski-Zeichen positiv
☐ C) Hyperreflexie
☐ D) Hyporeflexie
☐ E) Areflexie ohne Reflexe

32. Die Funktionsunfähigkeit des N. phrenicus führt zu:

☐ A) Lähmung der Stimmlippen
☐ B) Lähmung des Zwerchfells
☐ C) Lähmung der Interkostalmuskulatur
☐ D) Ausfall des Gleichgewichtssinnes
☐ E) Lähmung des Schluckreflexes

33. Welche anatomischen Strukturen begrenzen die hintere Augenkammer?

1. Glaskörper
2. Linse
3. Iris
4. Ziliarkörper
5. Hornhaut

☐ A) Nur die Aussagen 1, 2, 3 und 4 sind richtig
☐ B) Nur die Aussagen 1 und 2 sind richtig
☐ C) Nur die Aussagen 1 und 4 sind richtig
☐ D) Nur die Aussagen 2, 3 und 5 sind richtig
☐ E) Alle Aussagen sind richtig

34. Wann wäre ein Haarausfall denkbar?

1. Hyperthyreose
2. Mykosen
3. Lupus Erythematodes
4. Kontrazeptiva („Pille“)
5. Überdosierung von Vitamin A

☐ A) Nur die Aussagen 1 und 2 sind richtig
☐ B) Nur die Aussagen 1 und 3 sind richtig
☐ C) Nur die Aussagen 2, 3 und 4 sind richtig
☐ D) Nur die Aussagen 3, 4 und 5 sind richtig
☐ E) Alle Aussagen sind richtig

35. Einen sog. Kapillarpuls kann man am ehesten bei welcher Erkrankung beobachten?

☐ A) Aortenklappeninsuffizienz
☐ B) Aortenklappenstenose
☐ C) Leberzirrhose
☐ D) Urämie
☐ E) Keine Aussage ist richtig

36. Welche Erkrankung macht typischerweise keinen Fingertremor?

☐ A) Morbus Parkinson
☐ B) Alkoholabusus
☐ C) Demenz
☐ D) Hyperthyreose
☐ E) Hypothyreose

37. Was trifft nicht für das Emphysem zu?

☐ A) Tiefstehende Zwerchfellkuppen
☐ B) Leises Atemgeräusch
☐ C) Belastungsdyspnoe
☐ D) Absolute Herzdämpfung vergrößert
☐ E) Horizontaler Rippenstand

38. Ein nicht gewollter Gewichtsverlust von 6 kg innerhalb von 1½ Monaten kann vorkommen bei:

1. Hyperthyreose
2. Depressive Phase
3. Karzinom
4. Diabetes mellitus
5. Laxanzienabusus

☐ A) Nur die Aussagen 1, 2, 3 und 4 sind richtig
☐ B) Nur die Aussagen 1, 2 und 5 sind richtig
☐ C) Nur die Aussagen 1 und 2 sind richtig
☐ D) Nur die Aussagen 3, 4 und 5 sind richtig
☐ E) Alle Aussagen sind richtig

39. Was trifft für die Komplikation einer Pneumonie nicht zu?

☐ A) Lungenabszeß
☐ B) Pleuraempyem (Eitererguß im Pleuraspalt)
☐ C) Sepsis
☐ D) Pleuritis sicca
☐ E) Lungeninfarkt

40. Welches Hormon ist nicht Antagonist von Insulin?

☐ A) Glukagon
☐ B) Kortisol
☐ C) STH
☐ D) Gastrin
☐ E) Adrenalin

41. Bei welchem Nüchternblutzuckertwert kann ein Diabetes mellitus mit Sicherheit ausgeschlossen werden?

☐ A) 100 mg/dl
☐ B) 70 mg/dl
☐ C) 60 mg/dl
☐ D) 50 mg/dl
☐ E) Keine Aussage ist richtig

42. Was stimmt nicht?

- ☐ A) Linksverschiebung = Vermehrung von jugendlichen Neutrophilen
- ☐ B) Rechtsverschiebung = Vermehrung der älteren Granulozyten
- ☐ C) Leukozytose = Vermehrung der Gesamtzahl der weißen Blutzellen
- ☐ D) Leukopenie = Verminderung der Gesamtzahl der weißen Blutzellen
- ☐ E) Agranulozytose = Erhöhung der Granulozyten

43. Wann können erniedrigte Eisenserumwerte gefunden werden?

1. Bei Kindern
2. Während der Schwangerschaft
3. Beim Ulkus duodeni
4. Bei chronischen Infekten
5. Bei Tumoren

- ☐ A) Nur die Aussagen 1, 2, 3 und sind richtig
- ☐ B) Nur die Aussagen 1, 2 und 3 sind richtig
- ☐ C) Nur die Aussagen 1 und 2 sind richtig
- ☐ D) Nur die Aussagen 3, 4 und 5 sind richtig
- ☐ E) Alle Aussagen sind richtig

44. Welche Aussage stimmt für den Quick-Test?

1. Wird in Prozent gemessen
2. Wird für das exogene Gerinnungssystem eingesetzt
3. Ist erniedrigt bei Antikoagulanzien-Therapie
4. Ist erniedrigt bei Leberzirrhose
5. Wird zur Überwachung einer Therapie mit Cumarinderivaten eingesetzt

- ☐ A) Nur die Aussagen 1, 2 und 3 sind richtig
- ☐ B) Nur die Aussagen 1, 2 und 5 sind richtig
- ☐ C) Nur die Aussagen 1, 3 und 4 sind richtig
- ☐ D) Nur die Aussagen 2, 3, 4 und 5 sind richtig
- ☐ E) Alle Aussagen sind richtig

45. Charakteristische Fragen an den Patienten bei Verdacht auf Herzinsuffizienz sind:

1. Haben Sie nächtliche Atemnot?
2. Besteht nachts ein vermehrtes Wasserlassen?
3. Haben Sie nächtlichen Husten?
4. Haben Sie in den letzten vier Wochen an Gewicht verloren?
5. Sehen Sie Doppelbilder?

- ☐ A) Nur die Aussagen 1, 2 und 3 sind richtig
- ☐ B) Nur die Aussagen 1, 2 und 4 sind richtig
- ☐ C) Nur die Aussagen 2, 3, und 4 sind richtig
- ☐ D) Nur die Aussagen 2, 3 und 5 sind richtig
- ☐ E) Alle Aussagen sind richtig

46. Die UV-Strahlung ist der bedeutendste Verursacher von Hautkrebs weil die UV-Strahlen das Erbgut in den Zellkernen der Haut erheblich beschädigen können.

- ☐ A) Die Aussage 1 ist richtig, die Aussage 2 ist richtig, die Verknüpfung ist richtig
- ☐ B) Die Aussage 1 ist richtig, die Aussage 2 ist richtig, die Verknüpfung ist falsch
- ☐ C) Die Aussage 1 ist richtig, die Aussage 2 ist falsch
- ☐ D) Die Aussage 1 ist falsch, die Aussage 2 ist richtig
- ☐ E) Die Aussage 1 ist falsch, die Aussage 2 ist falsch

47. Was findet sich normalerweise nicht im Stuhl?

1. Blut
2. Protozoen
3. Muskelzellen
4. Epithelzellen
5. Kolibakterien

- ☐ A) Nur die Aussagen 1, 2, 3 und 4 sind richtig
- ☐ B) Nur die Aussagen 1, 2 und 3 sind richtig
- ☐ C) Nur die Aussagen 1 und 3 sind richtig
- ☐ D) Nur die Aussagen 1, 4 und 5 sind richtig
- ☐ E) Keine Aussage ist richtig

48. Welche Symptome sind bei der Anorexie zu erwarten?

1. Amenorrhoe
2. Leistungsverweigerung
3. Bradykardie
4. Diarrhö
5. Hypertonie

- ☐ A) Nur die Aussagen 1, 2, 3 und 4 sind richtig
- ☐ B) Nur die Aussagen 1, 4 und 5 sind richtig
- ☐ C) Nur die Aussagen 1, 2 und 3 sind richtig
- ☐ D) Nur die Aussagen 2 und 4 sind richtig
- ☐ E) Alle Aussagen sind richtig

49. Gelenkschmerzen nach dem Aufstehen, werden bei Bewegung allmählich besser bei:

- ☐ A) Arthritis
- ☐ B) Arthrose
- ☐ C) Gicht
- ☐ D) Polyneuropathie
- ☐ E) Ischialgie

50. Ein 20-jähriger Student hat folgende Symptomatik: Fieber, Krankheitsgefühl, Tonsillitis, Splenomegalie (Milzvergrößerung) und vergrößerte Lymphknoten im Hals- und Achselbereich. Was ist die wahrscheinlichste Diagnose?

- ☐ A) Masern
- ☐ B) Scharlach
- ☐ C) Mononukleose
- ☐ D) Hepatitis
- ☐ E) Lymphogranulomatose

51. Einem digitalisierten Patienten dürfen unbedenklich intravenöse Kalziumgaben gegeben werden
weil
Kalzium die Digitaliswirkung verstärkt

- ☐ A) Die Aussage 1 ist richtig, die Aussage 2 ist richtig, die Verknüpfung ist richtig
- ☐ B) Die Aussage 1 ist richtig, die Aussage 2 ist richtig, die Verknüpfung ist falsch
- ☐ C) Die Aussage 1 ist richtig, die Aussage 2 ist falsch
- ☐ D) Die Aussage 1 ist falsch, die Aussage 2 ist richtig
- ☐ E) Die Aussage 1 ist falsch, die Aussage 2 ist falsch

52. Ein 62-Jähriger männlicher Patient kommt zu Ihnen wegen anfallsartig auftretender Hypertonie mit Erbrechen, Kopfschmerz und Schweißausbrüchen. Die Anfälle würden einige Stunden andauern. Diese Woche hätte er schon 5 Anfälle gehabt, letzte Woche 2. Außerdem bemerke er einen Gewichtsverlust. Welche ist die wahrscheinlichste Diagnose?

- ☐ A) Glaukom
- ☐ B) Renale Hypertonie
- ☐ C) Phäochromozytom
- ☐ D) Hirntumor
- ☐ E) Plasmozytom

53. Ein 54-jähriger männlicher Patient hat folgende Symptomatik: Diffuse Schmerzen im epigastrischen Bereich nach dem Essen. Befund: Bauch nicht druckdolent, Gefäßgeräusche hörbar, kein Blut im Stuhl, keine Stuhlveränderungen, Blutbild unauffällig. Seit Jahren besteht eine Ulzeration am Unterschenkel wegen Arteriosklerose der A. tibialis anterior, die aber nicht schlimmer geworden ist, seitdem er das Rauchen aufgehört hat. Welchen Verdacht haben Sie?

- ☐ A) Ulkus duodeni
- ☐ B) Ulkus ventriculi
- ☐ C) Magenkarzinom
- ☐ D) Claudicatio intermittens abdominalis
- ☐ E) Reizmagen

54. Bei welchen Erkrankungen finden Sie typischerweise Müdigkeit?

1. Anämie
2. Hypotonie
3. Morbus Addison
4. Sheehan-Syndrom (nach der Geburt bei Müttern auftretende HVL-Insuffizienz)
5. Hyperthyreose

- ☐ A) Nur die Aussagen 1, 2, 3 und 4 sind richtig
- ☐ B) Nur die Aussagen 1, 2 und 5 sind richtig
- ☐ C) Nur die Aussagen 1 und 2 sind richtig
- ☐ D) Nur die Aussagen 1, 4 und 5 sind richtig
- ☐ E) Alle Aussagen sind richtig

55. Welche der folgenden Erkrankungen führt nicht zu einem Ikterus?

- ☐ A) Malaria
- ☐ B) Pankreaskopfkarzinom
- ☐ C) Pfeiffer-Drüsenfieber
- ☐ D) Gelbfieber

☐ E) Gallenblasenentzündung

56. Beim hypoglykämischen Koma beobachtet man stehende Hautfalten und weiche Augenbulbi weil eine Polyurie zu einem Exsikkose-Zustand führen kann.

☐ A) Die Aussage 1 ist richtig, die Aussage 2 ist richtig, die Verknüpfung ist richtig
☐ B) Die Aussage 1 ist richtig, die Aussage 2 ist richtig, die Verknüpfung ist falsch
☐ C) Die Aussage 1 ist richtig, die Aussage 2 ist falsch
☐ D) Die Aussage 1 ist falsch, die Aussage 2 ist richtig
☐ E) Die Aussage 1 ist falsch, die Aussage 2 ist falsch

57. Bei welchen Erkrankungen können Sie mit Gelenkbeteiligung rechnen?

1. Rheumatisches Fieber
2. Tripper (Gonorrhoe)
3. Tuberkulose
4. Hämophilie
5. Psoriasis

☐ A) Nur die Aussagen 1, 2 und 4 sind richtig
☐ B) Nur die Aussagen 1, 2 und 5 sind richtig
☐ C) Nur die Aussagen 2, 3 und 4 sind richtig
☐ D) Nur die Aussagen 4 und 5 sind richtig
☐ E) Alle Aussagen sind richtig

58. Bei welchen Erkrankungen tritt typischerweise ein Juckreiz auf?

1. Chronische Niereninsuffizienz
2. Diabetes mellitus
3. Windpocken
4. Masern
5. Röteln

☐ A) Nur die Aussagen 1 und 2 sind richtig
☐ B) Nur die Aussagen 1, 2 und 3 sind richtig
☐ C) Nur die Aussage 3 ist richtig
☐ D) Nur die Aussagen 3, 4 und 5 sind richtig
☐ E) Alle Aussagen sind richtig

59. Eine Hydronephrose führt zu einer Niereninsuffizienz weil eine unvollständige Blasenentleerung Nährboden für Bakterien ist.

☐ A) Die Aussage 1 ist richtig, die Aussage 2 ist richtig, die Verknüpfung ist richtig
☐ B) Die Aussage 1 ist richtig, die Aussage 2 ist richtig, die Verknüpfung ist falsch
☐ C) Die Aussage 1 ist richtig, die Aussage 2 ist falsch
☐ D) Die Aussage 1 ist falsch, die Aussage 2 ist richtig
☐ E) Die Aussage 1 ist falsch, die Aussage 2 ist falsch

60. Eine primäre Nebennierenrindeninsuffizienz führt zu einer bräunlichen Pigmentierung der Haut weil bei einer primären Nebennierenrindeninsuffizienz das Hormon ACTH erhöht ist.

- ☐ A) Die Aussage 1 ist richtig, die Aussage 2 ist richtig, die Verknüpfung ist richtig
- ☐ B) Die Aussage 1 ist richtig, die Aussage 2 ist richtig, die Verknüpfung ist falsch
- ☐ C) Die Aussage 1 ist richtig, die Aussage 2 ist falsch
- ☐ D) Die Aussage 1 ist falsch, die Aussage 2 ist richtig
- ☐ E) Die Aussage 1 ist falsch, die Aussage 2 ist falsch

Repetitorium III

1. Ein Patient hat leichtes Fieber, grippeähnliche Symptome, Braunfärbung des Urins und Entfärbung des Stuhls. Was ist am wahrscheinlichsten?

- ☐ A) Masern
- ☐ B) Hepatitis
- ☐ C) Pankreaskopfkarzinom
- ☐ D) Gallengangsverschluß
- ☐ E) Pharyngitis

2. Ein 56-jähriger männlicher Patient kommt zu Ihnen wegen Rückenschmerzen? Was kann nicht vorliegen?

- ☐ A) Osteoporose
- ☐ B) Prostatakarzinom
- ☐ C) Wirbelsäulenaffektionen
- ☐ D) Rachitis
- ☐ E) Chronische Pankreatitis

3. Bei welchen Erkrankungen finden sie typischerweise Hauterscheinungen?

1. Leberinsuffizienz
2. Diabetes mellitus
3. Lupus erythematodes
4. Morbus Crohn
5. Alzheimer Krankheit

- ☐ A) Nur die Aussagen 1, 2, 3 und 4 sind richtig
- ☐ B) Nur die Aussagen 1, 2 und 3 sind richtig
- ☐ C) Nur die Aussagen 1 und 2 sind richtig
- ☐ D) Nur die Aussage 1 ist richtig
- ☐ E) Alle Aussagen sind richtig

4. Bei welcher Erkrankung kommt es typischerweise zu Pigmentierungsstörung?

- ☐ A) Hyperthyreose
- ☐ B) Hypothyreose
- ☐ C) Morbus Addison
- ☐ D) Morbus Bechterew
- ☐ E) Cushing-Syndrom

5. Welche Erkrankung führt typischerweise zur Lymphknotenschwellung im nuchealen Bereich (obere Nackengegend)?

- ☐ A) Röteln
- ☐ B) Scharlach
- ☐ C) Mononukleose
- ☐ D) Lymphogranulomatose
- ☐ E) Leukämie

6. Bei welchen Erkrankungen würden Sie begleitend eine Fastenkur empfehlen?

1. Adipositas
2. Gicht
3. Tumorkachexie
4. Psychose
5. Anorexie

- ☐ A) Nur die Aussagen 1, 2, 3 und 4 sind richtig
- ☐ B) Nur die Aussagen 1, 2 und 3 sind richtig
- ☐ C) Nur die Aussagen 1 und 2 sind richtig
- ☐ D) Nur die Aussagen 1 und 3 sind richtig
- ☐ E) Alle Aussagen sind richtig

7. Akuter Gichtanfall meist an welchem Gelenk?

- ☐ A) Großzehenendgelenk
- ☐ B) Fingergrundgelenke
- ☐ C) Kleinzehengrundgelenk
- ☐ D) Hüftgelenk
- ☐ E) Keine Aussage ist richtig.

8. Was stimmt nicht?

- ☐ A) Diabetes mellitus → starker Durst
- ☐ B) Tuberkulose → Nachtschweiß
- ☐ C) Lungenemphysem → hochgestellte Zwerchfellkuppen
- ☐ D) Karzinom → Gewichtsabnahme in kurzer Zeit
- ☐ E) Lymphogranulomatose → generalisierte Lymphknotenschwellung

9. Welche Erkrankung ist bei der Familienanamnese nicht von Bedeutung?

- ☐ A) Epilepsie
- ☐ B) Diabetes mellitus
- ☐ C) Hypertonie
- ☐ D) Tuberkulose
- ☐ E) Emphysem

10. An welchen Körperstellen kann eine Zyanose ermittelt werden. Was stimmt nicht?

- ☐ A) Lippen
- ☐ B) Wangen
- ☐ C) Finger
- ☐ D) Augenbindehaut
- ☐ E) Nase

11. Bei welchen Erkrankungen ist die Gefahr einer Thrombose erhöht. Was stimmt nicht?

- ☐ A) Polyglobulie
- ☐ B) Herzrhythmusstörungen
- ☐ C) Exsikkose
- ☐ D) Morbus Parkinson
- ☐ E) Adipositas

12. Wieviel Schweiß werden im Normalfall durchschnittlich pro Tag gebildet?

- ☐ A) $^1/_4$ Liter
- ☐ B) $^1/_2$ Liter
- ☐ C) 1 Liter
- ☐ D) $1^1/_2$ Liter
- ☐ E) 2 Liter

13. Was tritt typischerweise bei Fettstoffwechselstörungen auf?

- ☐ A) Gichttrophi
- ☐ B) Xanthome
- ☐ C) Erythema nodosa
- ☐ D) Babinski-Zeichen positiv
- ☐ E) Chvostek-Zeichen positiv

14. Für die »Fallotsche Tetralogie« stimmt:

- ☐ A) Pulmonalklappenstenose, Ventrikelseptumdefekt, Rechtsherzhypertrophie, reitende Aorta
- ☐ B) Pulmonalklappenstenose, Ventrikelseptumdefekt, Linksherzinsuffizienz, reitende Aorta
- ☐ C) Mitralklappenstenose, Ventrikelseptumdefekt, Linksherzinsuffizienz, reitende Aorta
- ☐ D) Mitralklappenstenose, Vorhofseptumdefekt, Rechtsherzinsuffizienz, reitende Aorta

15. Die verstrichene Herztaille tritt typischerweise bei welchen Herzerkrankungen auf?

- ☐ A) Mitralklappenstenose
- ☐ B) Aortenklappenstenose
- ☐ C) Myokarditis
- ☐ D) Endokarditis
- ☐ E) Perikarditis

16. In den zytoplasmatischen Granula der Mastzellen sind enthalten:

- ☐ A) Adrenalin
- ☐ B) Histamin
- ☐ C) Lysozyme
- ☐ D) Acethylcholin
- ☐ E) Renin

17. Welche Aussage über das Babinski-Zeichen ist richtig?

1. Schädigung der Pyramidenbahn
2. Bei Säuglingen physiologisch vorhanden
3. Äußert sich durch Parästhesien (Sensibilitätsstörungen)
4. Schädigung peripherer Nerven
5. Vorhanden bei Polyneuropathie

- ☐ A) Nur die Aussagen 1, 2, 3 und 4 sind richtig
- ☐ B) Nur die Aussagen 1, 2 und 3 sind richtig
- ☐ C) Nur die Aussagen 1 und 2 sind richtig
- ☐ D) Nur die Aussagen 4 und 5 sind richtig
- ☐ E) Alle Aussagen sind richtig

18. Welche Symptome sind typisch für Morbus Parkinson?

1. Ruhetremor
2. Rigor
3. Intentionstremor
4. Tremor bei Bewegung
5. Nystagmus

- ☐ A) Nur die Aussagen 1, 2, 3 und 4 sind richtig
- ☐ B) Nur die Aussagen 1, 2 und 3 sind richtig
- ☐ C) Nur die Aussagen 1 und 2 sind richtig
- ☐ D) Nur die Aussagen 3 und 5 sind richtig
- ☐ E) Alle Aussagen sind richtig

19. Wo werden die Antikörper produziert?

- ☐ A) Mastzellen
- ☐ B) Plasmazellen
- ☐ C) T-Helferzellen
- ☐ D) Granulozyten
- ☐ E) Stammzellen

20. Welche Ursachen sind denkbar für fehlende oder abgeschwächte Pulse an den unteren Extremitäten?

1. Stenosierung der Gefäße durch Arteriosklerose
2. Fettleibigkeit
3. Schock
4. Aortenisthmusstenose
5. Ödeme

- ☐ A) Nur die Aussagen 1, 2 und 3 sind richtig
- ☐ B) Nur die Aussagen 1, 2, 3 und 5 sind richtig
- ☐ C) Nur die Aussagen 1 und 2 sind richtig
- ☐ D) Nur die Aussagen 1, 4 und 5 sind richtig
- ☐ E) Alle Aussagen sind richtig

21. Auf die Größe bezogen wird die Prostata verglichen mit:

- ☐ A) Kirschkerngroß
- ☐ B) Pflaumengroß
- ☐ C) Kastaniengroß
- ☐ D) Pfirsichgroß
- ☐ E) Apfelsinengroß

22. Welche Organe liegen in unmittelbarer Nähe der rechten Niere?

1. Leber
2. Dickdarm
3. Duodenum
4. Magen
5. Milz

- ☐ A) Nur die Aussagen 1, 2 und 3 sind richtig
- ☐ B) Nur die Aussagen 1, 3, 4 und 5 sind richtig
- ☐ C) Nur die Aussagen 1, 4 und 5 sind richtig
- ☐ D) Nur die Aussagen 4 und 5 sind richtig
- ☐ E) Alle Aussagen sind richtig

23. Welche Aussage über Asthma bronchiale ist richtig?

1. Spasmus der glatten Bronchialmuskulatur
2. Anschwellung der Bronchialschleimhaut
3. Vermehrte Sekretion
4. Verlängerte Exspiration
5. Respiratorische Azidose

- ☐ A) Nur die Aussagen 1, 2, 3 und 4 sind richtig
- ☐ B) Nur die Aussagen 1, 2 und 3 sind richtig
- ☐ C) Nur die Aussagen 1 und 3 sind richtig
- ☐ D) Nur die Aussagen 2, 3 und 4 sind richtig
- ☐ E) Alle Aussagen sind richtig

24. Welche Nerven sind im V. Gehirnnerv zusammen gefaßt?

1. N. mandibularis
2. N. maxillaris
3. N. ophthalmicus
4. N. facialis

☐ A) Nur die Aussagen 1, 2 und 3 sind richtig
☐ B) Nur die Aussagen 1 und 2 sind richtig
☐ C) Nur die Aussagen 3 und 4 sind richtig
☐ D) Keine Aussage ist richtig
☐ E) Alle Aussagen sind richtig

25. Ein auskultatorisches Schwirren über der Schilddrüse ist typisch für:

☐ A) Hyperthyreose
☐ B) Hypothyreose
☐ C) Autonomes Adenom
☐ D) Maligner Tumor
☐ E) Benigner Tumor

26. Die Lagerungsprobe nach Ratschow wird zur Diagnose wann eingesetzt?

☐ A) Erkrankung des Nervensystems
☐ B) Erkrankung des Venen
☐ C) Erkrankung der Arterien
☐ D) Erkrankung Gelenke
☐ E) Erkrankung der Lunge

27. Bei welchen Erkrankungen können kalziumhaltige Steine in den Harnwegen auftreten? Welche Aussage stimmt nicht?

☐ A) Gicht
☐ B) Primärer Hyperparathyreoidismus
☐ C) Osteoporose
☐ D) Osteoklastische Metastasen
☐ E) Exogener Cushing

28. Bilirubin ist im Blutplasma woran gebunden?

☐ A) Albumine
☐ B) γ-Globuline
☐ C) β-Globuline
☐ D) Fibrinogen
☐ E) Transferrin

29. Was stimmt für eine Erosion der Haut?

☐ A) Geht mit einer umschriebenen Defektbildung der Haut einher
☐ B) Heilt ohne Narbenbildung ab
☐ C) Heilt immer mit einer Pigmentierung ab
☐ D) Führt zu papulösen Veränderungen der Haut
☐ E) Führt zu pustulösen Veränderungen der Haut

30. Welche Diagnosezeichen sind hinweisend auf eine Ischialgie?

1. Lasegue-Zeichen positiv
2. Fersenstand nicht möglich
3. Zehenstand nicht möglich
4. Kernig-Zeichen positiv
5. Babinski-Zeichen positiv

- ☐ A) Nur die Aussagen 1, 2 und 3 sind richtig
- ☐ B) Nur die Aussagen 1, 2 und 5 sind richtig
- ☐ C) Nur die Aussagen 1, 3 und 4 sind richtig
- ☐ D) Nur die Aussage 1 ist richtig
- ☐ E) Alle Aussagen sind richtig

31. Welche Symptome sind im Verlauf einer akuten Peritonitis typisch?

1. Starke Schmerzen
2. Brettharter Bauch
3. Stuhl- und Windverhalten
4. Auskultatorisch keine Darmgeräusche
5. Lebervergrößerung

- ☐ A) Nur die Aussagen 1, 2, 3 und 4 sind richtig
- ☐ B) Nur die Aussagen 1 und 2 sind richtig
- ☐ C) Nur die Aussagen 3 und 4 sind richtig
- ☐ D) Nur die Aussagen 1, 3 und 5 sind richtig
- ☐ E) Alle Aussagen sind richtig

32. Bei schlanken Personen kann die höckrige Oberfläche einer Metastasenleber getastet werden
weil
Metastasen typischerweise die Außenbezirke der Leber befallen.

- ☐ A) Die Aussage 1 ist richtig, die Aussage 2 ist richtig, die Verknüpfung ist richtig
- ☐ B) Die Aussage 1 ist richtig, die Aussage 2 ist richtig, die Verknüpfung ist falsch
- ☐ C) Die Aussage 1 ist richtig, die Aussage 2 ist falsch
- ☐ D) Die Aussage 1 ist falsch, die Aussage 2 ist richtig
- ☐ E) Die Aussage 1 ist falsch, die Aussage 2 ist falsch

33. Was sind die charakteristischen Symptome eines nephrotischen Syndroms?

1. Proteinurie
2. Ödeme
3. Hypoproteinämie
4. Hypercholesterinämie
5. Ikterus

- ☐ A) Nur die Aussagen 1, 2, 3 und 4 sind richtig
- ☐ B) Nur die Aussagen 1, 2 und 3 sind richtig
- ☐ C) Nur die Aussagen 1 und 2 sind richtig
- ☐ D) Nur die Aussagen 3, 4 und 5 sind richtig
- ☐ E) Alle Aussagen sind richtig

34. Welche Komplikation nach einer Polio-Schluckimpfung ist bekannt?

☐ A) Pankreatitis
☐ B) Anaphylaktischer Schock
☐ C) Paresen (Lähmungen)
☐ D) Herzmuskelentzündung
☐ E) Akutes Nierenversagen

35. Bei welcher Erkrankung ist alkalische Phosphatase typischerweise stark erhöht?

☐ A) Verschlußikterus
☐ B) Hämolytische Anämie
☐ C) Herzinfarkt
☐ D) Apoplexie
☐ E) Eisenmangelanämie

36. Welches Organsystem ist bei chronischer Quecksilbervergiftung am meisten betroffen?

☐ A) Nervensystem
☐ B) Herz
☐ C) Rotes Knochenmark
☐ D) Passiver Bewegungsapparat (Knochen)
☐ E) Aktiver Bewegungsapparat (Muskeln)

37. Was stimmt für die Plasmazellen?

☐ A) Zelluläre spezifische Abwehr
☐ B) Zelluläre unspezifische Abwehr
☐ C) Humorale spezifische Abwehr
☐ D) Humorale unspezifische Abwehr
☐ E) Keine Aussage ist richtig.

38. Welche Aussage ist für die Gicht zutreffend?

1. Ursache liegt in einer Störung der aktiven tubulären Sekretion von Harnsäure
2. Die Ablagerung von Uratkristallen erfolgt in besonders stoffwechselpassivem Gewebe.
3. Zu 95% sind Frauen betroffen
4. Die Symptomatik eines akuten Gichtanfalls ist typisch polyarthritisch (mehrere Gelenke)
5. Die Zufuhr purinreicher Nahrung kann einen Gichtanfall nicht auslösen.

☐ A) Nur die Aussagen 1, 2, 3 und 4 sind richtig
☐ B) Nur die Aussagen 1, 2 und 3 sind richtig
☐ C) Nur die Aussagen 1 und 2 sind richtig
☐ D) Nur die Aussagen 2 und 4 sind richtig
☐ E) Alle Aussagen sind richtig

39. Die Messung der Körpertemperatur muß in der Achselhöhle gemessen werden weil die Körpertemperatur in der Achselhöhle der Temperatur im Analkanal entspricht.

- ☐ A) Die Aussage 1 ist richtig, die Aussage 2 ist richtig, die Verknüpfung ist richtig
- ☐ B) Die Aussage 1 ist richtig, die Aussage 2 ist richtig, die Verknüpfung ist falsch
- ☐ C) Die Aussage 1 ist richtig, die Aussage 2 ist falsch
- ☐ D) Die Aussage 1 ist falsch, die Aussage 2 ist richtig
- ☐ E) Die Aussage 1 ist falsch, die Aussage 2 ist falsch

40. Ein übergewichtige, 48-jährige Frau mit Varikose (Krampfaderleiden) hat ein klar umrissenes Ulkus am medialen Knöchel. Sie kommt zu Ihnen wegen Fieber und Schüttelfrost. Die Haut am Unterschenkel ist flammend-rot, ödematös und warm. Die Hautveränderung ist scharf abgegrenzt. Was vermuten Sie?

- ☐ A) Thrombose der oberflächlichen Unterschenkelvene
- ☐ B) Thrombose der tiefliegenden Unterschenkelvene
- ☐ C) Akuter arterieller Verschluß
- ☐ D) Chronisch arterieller Verschluß
- ☐ E) Erysipel

41. Ein erhöhter CK-Wert (Kreatin-Kinase) im Serum kann ein Hinweis auf einen Herzinfarkt sein, weil Kreatin-Kinase ein Enzym ist, welches sich nur in den Herzmuskelzellen befindet.

- ☐ A) Die Aussage 1 ist richtig, die Aussage 2 ist richtig, die Verknüpfung ist richtig
- ☐ B) Die Aussage 1 ist richtig, die Aussage 2 ist richtig, die Verknüpfung ist falsch
- ☐ C) Die Aussage 1 ist richtig, die Aussage 2 ist falsch
- ☐ D) Die Aussage 1 ist falsch, die Aussage 2 ist richtig
- ☐ E) Die Aussage 1 ist falsch, die Aussage 2 ist falsch

42. Ein Patient klagt über Sodbrennen. Wie sind Ihre Empfehlungen?

1. Patient soll häufiger kleinere Portionen essen
2. Patient soll sich beim Essen Zeit nehmen und gut kauen
3. Patient soll sich nach dem Essen sofort flach hinlegen
4. Patient soll sich nach dem Essen möglichst viel bewegen
5. Patient soll auf die Einnahme von Süßigkeiten verzichten

☐ A) Nur die Aussagen 1, 2, 3 und 4 sind richtig
☐ B) Nur die Aussagen 1, 2, 3 und 5 sind richtig
☐ C) Nur die Aussagen 1, 2 und 3 sind richtig
☐ D) Nur die Aussagen 1, 2 und 5 sind richtig
☐ E) Nur die Aussagen 2 und 3 sind richtig

43. Im Koma Diabeticum werden vermehrt Ketonkörper gebildet weil Ketonkörper das Blut azidotisch (sauer) machen.

☐ A) Die Aussage 1 ist richtig, die Aussage 2 ist richtig, die Verknüpfung ist richtig
☐ B) Die Aussage 1 ist richtig, die Aussage 2 ist richtig, die Verknüpfung ist falsch
☐ C) Die Aussage 1 ist richtig, die Aussage 2 ist falsch
☐ D) Die Aussage 1 ist falsch, die Aussage 2 ist richtig
☐ E) Die Aussage 1 ist falsch, die Aussage 2 ist falsch

44. Wo kann man eine beginnende Anämie am besten erkennen?

☐ A) Konjunktiven (Bindehaut des Auges)
☐ B) Stirn
☐ C) Handrücken
☐ D) Zunge

45. Warum ist die Einatmung von Kohlenmonoxid so giftig für den menschlichen Körper?

☐ A) CO führt zur Störung der Synapsenübertragung
☐ B) CO lagert sich an das Hämoglobin an
☐ C) CO führt zu einer Aktivierung von spezifischen Blutenzymen
☐ D) CO verbindet sich mit Sauerstoff zu einer giftigen Substanz

46. Welche Laboruntersuchung gibt die Verdachtsdiagnose »akute Pankreatitis«?

☐ A) GOT im Serum erhöht
☐ B) Amylase im Urin
☐ C) Leukozytose mit Linksverschiebung
☐ D) Gamma-Globuline im Serum erhöht
☐ E) Thrombopenie

47. Was gibt den Kontagionsindex einer Infektion an?

☐ A) Anzahl der erkrankten Personen in einem bestimmten Gebiet pro 100 000 der Bevölkerung
☐ B) Anzahl der verstorbenen Personen in einem bestimmten Gebiet pro 100 000 der Bevölkerung
☐ C) Anzahl der tatsächlich Erkrankten auf 100 infizierte Personen
☐ D) Anzahl der Todesfälle pro Anzahl der Erkrankten

48. Was stimmt für eine vermehrte ADH-Sekretion (antidiuretisches Hormon)?

1. Polyurie (> 2 Liter/ 24h)
2. Anurie (> 200 ml/24h)
3. Hypertoner Urin (hohe Konzentration des Urins)
4. Hypervolämie (großes Blutvolumen)
5. Hypotonie

☐ A) Nur die Aussagen 1, 3, 4 und 5 sind richtig
☐ B) Nur die Aussagen 2, 3 und 4 sind richtig
☐ C) Nur die Aussagen 2, 4 und 5 sind richtig
☐ D) Nur die Aussagen 2 und 4 sind richtig
☐ E) Alle Aussagen sind richtig

49. Der Ausführungsgang der Stirnhöhle mündet wo hinein?

☐ A) Ductus nasolacrimalis (Tränen-Nasen-Kanal)
☐ B) Nasenrachenraum
☐ C) Mundhöhle
☐ D) Mundrachenraum
☐ E) Mittlerer Nasengang

50. Bei einem Pneumothorax findet sich ein hypersonorer Klopfschall und ein abgeschwächter oder aufgehobener Stimmfremitus
weil
bei einem Pneumothorax die kollabierte Lungenhälfte eine vermehrte Konsistenz aufweist.

☐ A) Die Aussage 1 ist richtig, die Aussage 2 ist richtig, die Verknüpfung ist richtig
☐ B) Die Aussage 1 ist richtig, die Aussage 2 ist richtig, die Verknüpfung ist falsch
☐ C) Die Aussage 1 ist richtig, die Aussage 2 ist falsch
☐ D) Die Aussage 1 ist falsch, die Aussage 2 ist richtig
☐ E) Die Aussage 1 ist falsch, die Aussage 2 ist falsch

51. Was verstehen Sie unter einem Placebo-Effekt?

- ☐ A) Eine nicht nachprüfbare Wirkung
- ☐ B) Eine Wirkung, die durch die Einnahme eines Medikamentes ausgelöst wird, aber von der chemischen Zusammensetzung des Wirkstoffes unabhängig ist
- ☐ C) Das Ausbleiben einer bestimmten Wirkung
- ☐ D) Eine Nebenwirkung eines bestimmten Medikamentes
- ☐ E) Eine Wirkung, die mit der psychischen Verfassung des Patienten zusammenhängt

52. Welche Voraussetzungen sind wichtig, um einen zuverlässigen Nachweis von okkultem (verstecktem) Blut im Kot zu erreichen?

1. Besteht Zahnfleischbluten?
2. Besteht Nasenbluten?
3. Fleisch- und fischfreie Nahrung von mehreren Tagen ist angesagt
4. Eisen- und kupferhaltige Medikamente dürfen vorher nicht genommen werden

- ☐ A) Nur die Aussagen 1, 2 und 3 sind richtig
- ☐ B) Nur die Aussagen 1 und 2 sind richtig
- ☐ C) Nur die Aussagen 1, 2 und 4 sind richtig
- ☐ D) Nur die Aussagen 1 und 4 sind richtig
- ☐ E) Alle Aussagen sind richtig

53. Was stimmt über schizophrene Patienten?

1. Es kann aufgrund von Geruchs- und Geschmackstäuschungen zur Essensverweigerung kommen
2. Es kann auch zu Wutausbrüchen ohne erkennbaren Grund kommen
3. Der Heilpraktiker sollte versuchen, dem Patienten die Wahnideen auszureden
4. Bei schizophrenen Patienten besteht die Möglichkeit einer sofortigen vorläufigen Unterbringung in einer psychiatrischen Klinik
5. Der Heilpraktiker sollte Gespräche behutsam von krankhaften Gedanken weg zu anderen Themen lenken, die mit seiner Krankheit wenig zu tun haben

- ☐ A) Nur die Aussagen 1, 2, 3 und 4 sind richtig
- ☐ B) Nur die Aussagen 1, 2, 4 und 5 sind richtig
- ☐ C) Nur die Aussagen 1, 4 und 5 sind richtig
- ☐ D) Nur die Aussagen 2, 4 und 5 sind richtig
- ☐ E) Alle Aussagen sind richtig

54. Die Dickdarmflora eines Gesunden besteht zu mehr als 95% aus Escherichia coli weil Escherichia coli der häufigste bakterielle Erreger von Harnwegsinfektionen ist.

☐ A) Die Aussage 1 ist richtig, die Aussage 2 ist richtig, die Verknüpfung ist richtig
☐ B) Die Aussage 1 ist richtig, die Aussage 2 ist richtig, die Verknüpfung ist falsch
☐ C) Die Aussage 1 ist richtig, die Aussage 2 ist falsch
☐ D) Die Aussage 1 ist falsch, die Aussage 2 ist richtig
☐ E) Die Aussage 1 ist falsch, die Aussage 2 ist falsch

55. Welches Organ ist bei einem gesunden Menschen nicht mit Mikroorganismen besiedelt?

☐ A) Dünndarm
☐ B) Dickdarm
☐ C) Genitalschleimhäute
☐ D) Blase
☐ E) Konjunktiven (Augenbindehaut)

56. Bei einem Phäochromozytom kommt es zu einer arteriellen Hypertonie weil eine verstärkte Noradrenalinbildung in erster Linie eine Gefäßkonstriktion (Gefäßverengung) bewirkt.

☐ A) Die Aussage 1 ist richtig, die Aussage 2 ist richtig, die Verknüpfung ist richtig
☐ B) Die Aussage 1 ist richtig, die Aussage 2 ist richtig, die Verknüpfung ist falsch
☐ C) Die Aussage 1 ist richtig, die Aussage 2 ist falsch
☐ D) Die Aussage 1 ist falsch, die Aussage 2 ist richtig
☐ E) Die Aussage 1 ist falsch, die Aussage 2 ist falsch

57. Bei welcher Erkrankung ist der Stimmfremitus verstärkt?

☐ A) Pneumothorax
☐ B) Pleuraerguß
☐ C) Infiltrative Lungenprozesse
☐ D) Lungenemphysem
☐ E) Keine Aussage ist richtig
☐ F) Alle Erkrankungen führen zu einem verstärktem Stimmfremitus

58. Was stimmt für ein Pulsdefizit?

☐ A) Hypertonie
☐ B) Hypotonie
☐ C) Offener Ductus botali
☐ D) Differenz zwischen Pulsfrequenz und Herzfrequenz
☐ E) Typisch bei der Aortenisthmusstenose

59. Welches Symptom ist am häufigsten bei einer Digitalisintoxikation zu finden?

- ☐ A) Gastrointestinale Symptome (z. B. Erbrechen)
- ☐ B) Augenstörungen
- ☐ C) Ikterus
- ☐ D) Exanthem
- ☐ E) Polydipsie (vermehrter Durst)

60. Opportunistische Infektionen treten bei welcher Erkrankung häufig auf?

1. AIDS
2. Diabetes mellitus
3. Alkoholabhängigkeit
4. Chronischer Gelenkrheumatismus
5. Morbus Bechterew

- ☐ A) Nur die Aussagen 1, 2, 3 und 4 sind richtig
- ☐ B) Nur die Aussagen 1, 2 und 3 sind richtig
- ☐ C) Nur die Aussagen 1 und 3 sind richtig
- ☐ D) Nur die Aussagen 1, 2 und 5 sind richtig
- ☐ E) Alle Aussagen sind richtig

Repetitorium IV

1. Wie heißt die Gattung der Erreger der Syphilis?

- ☐ A) Neisseria
- ☐ B) Hämophilus
- ☐ C) Treponema
- ☐ D) Borrelia
- ☐ E) Leptospira

2. Welche Aussage über den Menstruationszyklus der Frau stimmt nicht?

- ☐ A) Ein Zyklus hat gewöhnlich 28 Tage.
- ☐ B) In den ersten fünf Zyklustagen ist die Frau meist unfruchtbar
- ☐ C) Die Basaltemperatur steigt mit dem Eisprung um etwa 0,4 Grad an.
- ☐ D) Beginnende Ablösung der Gebärmutterschleimhaut um den 15. Tag herum
- ☐ E) Die Muttermundweite nimmt zur Zeit des Eisprungs zu

3. Frauen sollten die „Pille“ nicht einnehmen bei… ?

1. …Schwangerschaft
2. …nach einem Herzinfarkt
3. …nach einem Schlaganfall
4. …bei Bluthochdruck
5. …als starke Raucherin über 35 Jahre

- ☐ A) Nur die Aussagen 1, 2 und 3 sind richtig
- ☐ B) Nur die Aussagen 1, 3 und 5 sind richtig
- ☐ C) Nur die Aussagen 2, 3 und 4 sind richtig
- ☐ D) Nur die Aussagen 3, 4 und 5 sind richtig
- ☐ E) Alle Aussagen sind richtig

4. Welche Symptome erwarten Sie bei Hypoparathyreoidismus (Unterfunktion der Nebenschilddrüse)?

1. Verkrampfung von Fingern und Zehen
2. Kribbeln an Händen, Füßen und um den Mund herum
3. Krampfartige Bauchschmerzen und Durchfälle
4. Verstopfung und Blähungen
5. Großer Durst und häufiges Wasserlassen

- ☐ A) Nur die Aussagen 1, 2 und 3 sind richtig
- ☐ B) Nur die Aussagen 1 und 2 sind richtig
- ☐ C) Nur die Aussagen 1, 3 und 5 sind richtig
- ☐ D) Nur die Aussagen 2, 3 und 4 sind richtig
- ☐ E) Alle Aussagen sind richtig

5. Welche Hormone werden im Hypothalamus gebildet?

1. ADH (Antidiuretisches Hormon)
2. MSH (Melanozyten-stimulierendes Hormon)
3. STH (Somatotropes Hormon)
4. TSH (Thyreoideastimulierendes Hormon)
5. ACTH (Adrenokortikotropes Hormon)

- ☐ A) Nur die Aussagen 1, 2 und 3 sind richtig
- ☐ B) Nur die Aussagen 1 und 2 sind richtig
- ☐ C) Nur die Aussage 1 ist richtig
- ☐ D) Nur die Aussagen 2, 3, 4 und 5 sind richtig
- ☐ E) Alle Aussagen sind richtig

6. Welche Aussage über das Adrenalin ist falsch?

- ☐ A) Adrenalin verbessert die Sauerstoffversorgung des Körpers
- ☐ B) Adrenalin läßt den Blutdruck steigen
- ☐ C) Das Herz schlägt schneller und kräftiger
- ☐ D) Leber und Muskeln setzen alle Energiereserven frei
- ☐ E) Es kommt zu einer Hyporeflexie

7. Was wird als Risikofaktor „Krebs“ angesehen?

1. Risikofaktor Medikamente
2. Risikofaktor Rauchen
3. Risikofaktor Ernährung
4. Risikofaktor Sonnenstrahlen
5. Risikofaktor Lebenseinstellung

- ☐ A) Nur die Aussagen 1, 2, 3 und 4 sind richtig
- ☐ B) Nur die Aussagen 1, 2 und 3 sind richtig
- ☐ C) Nur die Aussagen 2, 3 und 5 sind richtig
- ☐ D) Nur die Aussagen 2, 3 und 4 sind richtig
- ☐ E) Alle Aussagen sind richtig

8. Welche Symptome lassen den Verdacht auf ein Mammakarzinom entstehen?

1. Eingezogene, schmerzende oder juckende Brustwarze
2. Harte Knoten in der Brust, die fast nie Schmerzen bereiten
3. Harte schmerzlose Knoten im Bereich der Achselhöhle
4. Generalisierte Lymphknotenschwellung
5. Gewichtsverlust

- ☐ A) Nur die Aussagen 1, 2, 3 und 4 sind richtig
- ☐ B) Nur die Aussagen 1, 2 und 3 sind richtig
- ☐ C) Nur die Aussagen 1und 2 sind richtig
- ☐ D) Nur die Aussage 1 ist richtig
- ☐ E) Alle Aussagen sind richtig

9. Die Lagerungsprobe nach Ratschow wird durchgeführt bei..?

- ☐ A) Herzinfarkt
- ☐ B) Akuter arterieller Verschlußkrankheit
- ☐ C) Chronischer arterieller Verschlußkrankheit
- ☐ D) Venöser Insuffizienz
- ☐ E) Hypotoner Kreislaufdysregulation

10. Ein Patient klagt über Abgeschlagenheit, Müdigkeit und ein ständiges Kältegefühl. Bei der Anamnese stellen Sie fest, daß der Patient in den letzten beiden Monaten stark zugenommen hat. Welchen Verdacht haben Sie?

- ☐ A) Morbus Parkinson
- ☐ B) Schilddrüsenüberfunktion
- ☐ C) Schilddrüsenunterfunktion
- ☐ D) Hypotonie
- ☐ E) Morbus Raynaud

11. Welche Aussage ist falsch? Eine vorübergehende Durchblutungsstörung des Gehirns (TIA)...

- ☐ A) ... führt zwangsläufig zu einem apoplektischen Insult (Schlaganfall)
- ☐ B) ... kann zu Seh- oder Sprechverlust führen
- ☐ C) ... kann zu einer gefühllosen oder gelähmten Körperhälfte führen
- ☐ D) ... kann wenige Minuten bis mehrere Stunden anhalten
- ☐ E) ... bilden sich die Funktionsstörungen wieder zurück

12. Welche Aussage ist falsch? Bei einem Krampfanfall (Epilepsie) ist welche Soforthilfe notwendig?

- ☐ A) Gegenstände wegräumen, an denen sich der Krampfende verletzen könnte
- ☐ B) Sofort einen Arzt anrufen, wenn der Anfall länger als drei Minuten andauert oder nach dem ersten ein weiterer Anfall auftritt
- ☐ C) Dem Krampfenden nichts zwischen die Zähne schieben
- ☐ D) Den Krampfenden festhalten
- ☐ E) Beengende Kleidung am Hals öffnen

13. Welche Aussage über die Parkinson-Krankheit ist richtig?

1. Das Gesicht des Patienten ist starr, die Mimik nicht mehr möglich
2. Die Muskulatur versteift zunehmend (Rigor)
3. Psychosoziale Betreuung des Patienten ist ein wesentlicher Bestandteil der Behandlung
4. Die Parkinsonsche Erkrankung läßt sich durch eine geeignete Therapie aufhalten bzw. heilen

- ☐ A) Nur die Aussagen 1, 2 und 3 sind richtig
- ☐ B) Nur die Aussagen 1 und 2 sind richtig
- ☐ C) Nur die Aussagen 1 und 4 sind richtig
- ☐ D) Nur die Aussagen 2 und 4 sind richtig
- ☐ E) Alle Aussagen sind richtig

14. Welche Aussage ist falsch? Was versteht man unter einer Charakterneurose?

- ☐ A) Übertriebene Pingeligkeit, obwohl alles bestens aufgeräumt ist
- ☐ B) Zwanghafter Geiz sich selbst und anderen gegenüber, obwohl ausreichende materielle Mittel vorhanden sind
- ☐ C) Hypochondrie, obwohl man bei bester Gesundheit ist
- ☐ D) Nervenzusammenbruch mit haltlosem Weinen und anfallartigem Schreien und Zittern, obwohl es dafür keinen Grund gibt
- ☐ E) Dauernde Selbstzweifel, obwohl man auf sich selbst durchaus stolz sein könnte

15. Was gilt für die Anorexia nervosa?

1. Zwanghaftes und suchtartiges Achten auf das Essen
2. Übermäßiger Gebrauch von Abführmitteln und Appetitzüglern
3. Die Gedanken kreisen ohne Unterlaß darum, wie Nahrung eingespart werden könne
4. Häufig kommt es zu einer Überfunktion der Schilddrüse
5. Es kommt häufig zu Xanthelasmen (gelbe Knötchen an den Augenlidern)

- ☐ A) Nur die Aussagen 1, 2, 3 und 4 sind richtig
- ☐ B) Nur die Aussagen 1, 2 und 3 sind richtig
- ☐ C) Nur die Aussagen 1, 3 und 5 sind richtig
- ☐ D) Nur die Aussagen 2 und 3 sind richtig
- ☐ E) Alle Aussagen sind richtig

16. Eine ballaststoffarme, fett- und fleischreiche Kost erhöht das Risiko, an Darmkrebs zu erkranken weil bei der längeren Verweildauer der fett- und fleischreichen Kost Giftstoffe entstehen, die Krebs auslösen können.

- ☐ A) Die Aussage 1 ist richtig, die Aussage 2 ist richtig, die Verknüpfung ist richtig
- ☐ B) Die Aussage 1 ist richtig, die Aussage 2 ist richtig, die Verknüpfung ist falsch
- ☐ C) Die Aussage 1 ist richtig, die Aussage 2 ist falsch
- ☐ D) Die Aussage 1 ist falsch, die Aussage 2 ist richtig
- ☐ E) Die Aussage 1 ist falsch, die Aussage 2 ist falsch

17. Wodurch wird die vordere Augenkammer eingegrenzt?

1. Hornhaut
2. Linse
3. Regenbogenhaut
4. Glaskörper
5. Ziliarkörper

- ☐ A) Nur die Aussagen 1, 2, 3 und 4 sind richtig
- ☐ B) Nur die Aussagen 1, 2 und 3 sind richtig
- ☐ C) Nur die Aussagen 1 und 2 sind richtig
- ☐ D) Nur die Aussagen 2 und 3 sind richtig
- ☐ E) Nur die Aussagen 2, 3, 4 und 5 sind richtig

18. Welche Aussage über den Tränenapparat des Auges ist richtig?

1. Wird gebildet in der hinteren Augenkammer von den Ziliardrüsen
2. Fließt über den Schlemm'schen Kanal in der Hinterkammer ab.
3. Führt bei Druckerhöhung zum Glaukom
4. Führt bei Störungen zum sog. grauen Star

- ☐ A) Nur die Aussagen 1, 2 und 3 sind richtig
- ☐ B) Nur die Aussagen 1 und 2 sind richtig
- ☐ C) Nur die Aussage 1 und 3 sind richtig
- ☐ D) Alle Aussagen sind richtig
- ☐ E) Keine der Aussagen ist richtig

19. Welche Aussage über die Haut ist richtig?

- ☐ A) Epidermis → Hornschicht, Melanozyten, Talgdrüse
- ☐ B) Epidermis → Keratin (Hornstoff), Melanozyten, keine Blutgefäße
- ☐ C) Epidermis → Basalschicht, Blutgefäße, Hornschicht
- ☐ D) Lederhaut → keine Blutgefäße, elastische Fasern, Tastkörperchen
- ☐ E) Subkutis → Unterhautfettgewebe, Basalschicht, Haarzwiebel

20. Was stimmt für die Psoriasis?

1. Die Hautveränderungen sind meist nicht juckend
2. Am häufigsten treten sie an den Streckseiten der großen Gelenke der Extremitäten auf
3. Bei einigen Psoriasis-Patienten kommt es auch an den Fingernägeln zu Veränderungen
4. Bei einigen Patienten kommt es neben den Hautveränderungen noch zu Gelenkbeschwerden
5. Die Ursache liegt an einem Defekt am Chromosom Nr. 9 (Philadelphiachromosom)

- ☐ A) Nur die Aussagen 1, 2, 3 und 4 sind richtig
- ☐ B) Nur die Aussagen 1, 2 und 3 sind richtig
- ☐ C) Nur die Aussagen 1 und 2 sind richtig
- ☐ D) Nur die Aussagen 1 und 3 sind richtig
- ☐ E) Alle Aussagen sind richtig

21. Welche Aussage über die verschiedenen Tumore der Haut ist richtig?

- ☐ A) Basaliome: wachsen langsam, meist an lichtexponierten Stellen, bösartiger Hauttumor
- ☐ B) Basaliome: wachsen langsam, bilden keine Metastasen, haben vielgestaltige Ausprägungen
- ☐ C) Maligne Melanome: wachsen langsam, bilden Metastasen, typisch gelblich-grünliches Aussehen
- ☐ D) Maligne Melanome: wachsen schnell, Entstehung oft auf aus einem Muttermal, keine Metastasen
- ☐ E) Spinaliom: häufig Schleimhäute betroffen, Raucher sind häufig betroffen, semimaligne

22. Eine 43jährige Frau schildert folgende Symptomatik: Häufiges schmerzhaftes Urinieren, seit 2 Wochen subfebrile Temperaturen, seitdem auch Rückenschmerzen mit unterschiedlicher Intensität. Auf welche Erkrankung konzentriert sich Ihr Verdacht?

- ☐ A) Zystitis
- ☐ B) Chronische Pyelonephritis
- ☐ C) Glomerulonephritis
- ☐ D) Rheumatische Erkrankung

23. Einen komatösen, bekannten, insulinpflichtigen Diabetiker, behandelt man notfallmäßig sofort mit Insulin
weil
beim Koma Diabeticum das Blut eine Azidose aufweist

- ☐ A) Die Aussage 1 ist richtig, die Aussage 2 ist richtig, die Verknüpfung ist richtig
- ☐ B) Die Aussage 1 ist richtig, die Aussage 2 ist richtig, die Verknüpfung ist falsch
- ☐ C) Die Aussage 1 ist richtig, die Aussage 2 ist falsch
- ☐ D) Die Aussage 1 ist falsch, die Aussage 2 ist richtig
- ☐ E) Die Aussage 1 ist falsch, die Aussage 2 ist falsch

24. Eine 28-jährige Patientin erzählt Ihnen während eines Gespräches, daß sie Schmerzen während des Geschlechtsverkehrs hat, wenn ihr Freund tief in sie eindringt. Was könnte vorliegen?

1. Probleme mit dem Partner
2. Seelische Probleme
3. Wucherung der Gebärmutterschleimhaut
4. Verkürzte oder verengte Scheide durch Operation

- ☐ A) Nur die Aussagen 1 und 2 sind richtig
- ☐ B) Nur die Aussagen 1 und 3 sind richtig
- ☐ C) Nur die Aussagen 2, 3 und 4 sind richtig
- ☐ D) Nur die Aussagen 3 und 4 sind richtig
- ☐ E) Alle Aussagen sind richtig

25. Patient mit Sonnenbrand.

1. Gerötete Haut
2. Heiße Haut
3. Unempfindliche Haut
4. Trockene Haut
5. Blasse Haut

- ☐ A) Nur die Aussagen 1, 2 und 3 sind richtig
- ☐ B) Nur die Aussagen 1, 2 und 4 sind richtig
- ☐ C) Nur die Aussagen 1, 3 und 5 sind richtig
- ☐ D) Nur die Aussagen 2, 3 und 4 sind richtig
- ☐ E) Nur die Aussagen 3, 4 und 5 sind richtig

26. Was tun Sie bei einem elektrischen Schock?

1. Stromkreis unterbrechen, Sicherung oder Stecker herausnehmen
2. Stromkreis auf keinen Fall unterbrechen, warten auf den Notarzt
3. Falls Stromunterbrechung nicht möglich ist, muß die verletzte Person von den unter Spannung stehenden Teilen getrennt werden, indem er an den Händen aus dem Stromkreis herausgezogen wird.
4. Ist die Person vom Stromkreis getrennt, muß sie in Ruhelage gebracht werden: Puls und Atmung kontrollieren
5. Ist die Person vom Stromkreis getrennt und bewußtlos und atmet regelmäßig muß sie in die Seitenlage gebracht werden

- ☐ A) Nur die Aussagen 1, 3 und 4 sind richtig
- ☐ B) Nur die Aussagen 1 und 5 sind richtig
- ☐ C) Nur die Aussagen 1, 4 und 5 sind richtig
- ☐ D) Nur die Aussagen 2, 4 und 5 sind richtig
- ☐ E) Nur die Aussagen 3, 4 und 5 sind richtig

27. Mit welcher Untersuchungsmethode kann die Schleimhaut des Dickdarms untersucht werden?

☐ A) Gastroskopie
☐ B) Bronchoskopie
☐ C) Laparoskopie
☐ D) Koloskopie
☐ E) Zystoskopie

28. Welche Aussage über die Patella (Kniescheibe) ist richtig?

1. Ist nicht am Kniegelenk beteiligt
2. Ist ein Sesambein
3. Liegt in der Sehne des vierköpfigen Schenkelstreckers (M. quadriceps)
4. Besteht aus Knorpel

☐ A) Nur die Aussagen 1, 2 und 3 sind richtig
☐ B) Nur die Aussagen 1 und 4 sind richtig
☐ C) Nur die Aussagen 2 und 3 sind richtig
☐ D) Nur die Aussagen 3 und 4 sind richtig
☐ E) Alle Aussagen sind richtig

29. Welche Aussage über das Schulterblatt ist nicht richtig?

☐ A) Der Rabenschnabelfortsatz ist ein Teil davon
☐ B) Das Akromion (Schulterhöhe) gehört nicht zum Schulterblatt
☐ C) Die Schultergräte gehört zum Schulterblatt
☐ D) Das Schlüsselbein ist mit dem Schulterblatt gelenkig verbunden
☐ E) Die Aufhängung des Schulterblatts ermöglicht die enorme Beweglichkeit des Armes

30. Was gehört anatomisch gesehen zum Magen?

1. Belegzellen
2. Vaterpapille
3. Antrum
4. G-Zellen (produzieren Gastrin)
5. Lieberkünsche Drüsen

☐ A) Nur die Aussagen 1, 2 und 3 sind richtig
☐ B) Nur die Aussagen 1, 3 und 4 sind richtig
☐ C) Nur die Aussagen 1, 3 und 5 sind richtig
☐ D) Nur die Aussagen 2, 3 und 4 sind richtig
☐ E) Nur die Aussagen 3, 4 und 5 sind richtig

31. Welcher Vitaminmangel führt zur Blutungsneigung?

☐ A) Vitamin A-Mangel
☐ B) Vitamin D-Mangel
☐ C) Vitamin K-Mangel
☐ D) Vitamin E-Mangel
☐ E) Vitamin C-Mangel

32. Welchen Verdacht haben Sie bei einer langsam fortschreitenden schmerzlosen Gelbsucht?

☐ A) Gallensteine
☐ B) Pankreatitis
☐ C) Hepatitis
☐ D) Pankreaskopfkarzinom
☐ E) Verstärkte Hämolyse

33. Ursachen eines Ileus (Darmverschluß)?

1. Invagination (Einstülpung eines Darmabschnitts in einen anderen)
2. Darmkrebs
3. Mesenterialarterienverschluß
4. Gallensteine
5. Morbus Crohn

☐ A) Nur die Aussagen 1, 2, 3 und 4 sind richtig
☐ B) Nur die Aussagen 1, 2 und 3 sind richtig
☐ C) Nur die Aussagen 1, 2 und 4 sind richtig
☐ D) Nur die Aussagen 2, 4 und 5 sind richtig
☐ E) Alle Aussagen sind richtig

34. Ursachen einer Obstipation (Verstopfung)?

1. Medikamente
2. Psychische Ursache
3. Hypothyreose
4. Morbus Addison
5. Viel Trinken

☐ A) Nur die Aussagen 1, 2, 3 und 4 sind richtig
☐ B) Nur die Aussagen 1, 2 und 3 sind richtig
☐ C) Nur die Aussagen 1 und 2 sind richtig
☐ D) Keine Aussage ist richtig
☐ E) Alle Aussagen sind richtig

35. Was ist typisch für Hämorrhoiden?

1. Hellrote Blutungen beim Stuhlgang
2. Schmerzen beim Stuhlgang
3. Juckreiz am Anus
4. Teerstühle
5. Heller Stuhl

☐ A) Nur die Aussagen 1, 2, 3 und 4 sind richtig
☐ B) Nur die Aussagen 1, 2 und 3 sind richtig
☐ C) Nur die Aussagen 1 und 2 sind richtig
☐ D) Nur die Aussagen 4 und 5 sind richtig
☐ E) Alle Aussagen sind richtig

36. Welche Aussage ist richtig?

- ☐ A) Zwischenhirn: Thalamus, Hypothalamus
- ☐ B) Zwischenhirn: Thalamus, Hypothalamus, Medulla oblongata
- ☐ C) Zwischenhirn: Mittelhirn, Stammhirn, Medulla oblongata
- ☐ D) Zwischenhirn: Mittelhirn, Medulla oblongata, Brücke

37. Welche Aussage über Contusio cerebri (Gehirnprellung) stimmt nicht?

- ☐ A) Heftige Kopfschmerzen
- ☐ B) Möglich: Sprach- und Sehstörungen
- ☐ C) Möglich: Lange Bewußtlosigkeit
- ☐ D) Auftretende Schäden sind immer irreversibel
- ☐ E) Möglich: Krampfanfälle

38. Das Nagelbett eines Patienten mit Eisenmangelanämie ist blaß
weil
eine Eisenmangelanämie zu einer Polyneuropathie führt

- ☐ A) Die Aussage 1 ist richtig, die Aussage 2 ist richtig, die Verknüpfung ist richtig
- ☐ B) Die Aussage 1 ist richtig, die Aussage 2 ist richtig, die Verknüpfung ist falsch
- ☐ C) Die Aussage 1 ist richtig, die Aussage 2 ist falsch
- ☐ D) Die Aussage 1 ist falsch, die Aussage 2 ist richtig
- ☐ E) Die Aussage 1 ist falsch, die Aussage 2 ist falsch

39. Welche Erkrankungen sind nach dem BSG in § 3 Abs. 3 zu melden?

1. Scharlach
2. Borkenflechte
3. Keuchhusten
4. Mumps
5. Röteln

- ☐ A) Nur die Aussagen 1, 2 und 3 sind richtig
- ☐ B) Nur die Aussagen 1 und 3 sind richtig
- ☐ C) Nur die Aussagen 1, 4 und 5 sind richtig
- ☐ D) Nur die Aussagen 2, 3 und 4 sind richtig
- ☐ E) Nur die Aussagen 3, 4 und 5 sind richtig

40. Extrasystolen sind zu finden bei...?

1. ...völlig gesunden Menschen
2. ...Nervosität
3. ...angeborenen oder erworbenen Herzfehlern
4. ...Einnahme zu hoher Digitalisdosen
5. ...während oder nach Herzentzündungen

- ☐ A) Nur die Aussagen 1, 2 und 3 sind richtig
- ☐ B) Nur die Aussagen 1, 3 und 5 sind richtig
- ☐ C) Nur die Aussagen 2, 3 und 4 sind richtig
- ☐ D) Nur die Aussagen 3, 4 und 5 sind richtig
- ☐ E) Alle Aussagen sind richtig

41. Welche Hormone werden nicht im Magen-Darm-Bereich produziert?

1. Adrenalin
2. Insulin
3. Glukagon
4. Sekretin
5. Erythropoetin

- ☐ A) Nur die Aussagen 1, 2 und 4 sind richtig
- ☐ B) Nur die Aussagen 1, 3 und 4 sind richtig
- ☐ C) Nur die Aussagen 1 und 5 sind richtig
- ☐ D) Nur die Aussagen 2, 3 und 4 sind richtig
- ☐ E) Alle Aussagen sind richtig

42. Welche Aussage für den AV-Block (atrioventrikulärer Herzblock) ist nicht richtig?

- ☐ A) Manchmal ist der Puls normal, aber einzelne Pulsschläge fallen kurzfristig aus
- ☐ B) Es kann zu einer kurzzeitigen Bewußtlosigkeit kommen
- ☐ C) Es wird die Erregungsleitung nach dem AV-Knoten unterbrochen
- ☐ D) Ursache kann unter anderen eine zu hohe Dosierung von herzstärkenden Mitteln sein

43. Welche Reihenfolge ist im Sinne der Blutflußrichtung richtig?

☐ A) Rechter Vorhof → Pulmonalklappe → Mitralklappe → linker Vorhof → linke Kammer → Aortenklappe
☐ B) Rechter Vorhof → Kammer → Pulmonalklappe → Lungenvene → Lungenarterie → Mitralklappe → Aorta
☐ C) Rechter Vorhof → Segelklappe → Pulmonalklappe → Lunge → Taschenklappe → linke Kammer → Aorta
☐ D) Rechter Vorhof → Pulmonalklappe → Lungenkapillaren → linker Vorhof → Kammer → Aorta
☐ E) Linker Vorhof → Trikuspidalklappe → Truncus pulmonalis → Lunge → Mitralklappe → Aortenklappe

44. Welche Zellen können keine typische Phagozytose betreiben?

☐ A) Monozyten
☐ B) Kupffer-Sternzellen
☐ C) Mastzellen
☐ D) Osteoklasten
☐ E) Eosinophile Granulozyten

45. Welcher Blutwert ist pathologisch?

☐ A) HK-Wert: 55 % des Blutvolumens
☐ B) Erythrozyten-Wert: 4,6 Mill./mm^3
☐ C) Thrombozyten-Wert: 220 000/mm^3
☐ D) pH-Wert: 7,41
☐ E) Hämoglobin-Wert: 140 g/l

46. Das Epstein-Barr-Virus kreiert welche Infektionskrankheit?

☐ A) Herpes zoster
☐ B) Masern
☐ C) Röteln
☐ D) Infektiöse Mononukleose
☐ E) Genitalherpes

47. Typische Lymphknotenvergrößerungen werden bei welchen Infektionskrankheiten gefunden?

1. Infektiöse Mononukleose
2. Toxoplasmose
3. AIDS
4. Hepatitis
5. Venerische Lymphknotenentzündung (Lymphogranulomatosis inguinalis)

☐ A) Nur die Aussagen 1, 2, 3 und 5 sind richtig
☐ B) Nur die Aussagen 1, 2 und 3 sind richtig
☐ C) Nur die Aussagen 1 und 2 sind richtig
☐ D) Nur die Aussagen 3 und 5 sind richtig
☐ E) Alle Aussagen sind richtig

48. Welche Aussagen über AIDS sind richtig?

1. Die Ausbreitung von AIDS auf der ganzen Welt ist zur Zeit rückläufig
2. Die Krankheit betrifft lediglich Homosexuelle, „Fixer“ und Bluter
3. AIDS-Patienten erkranken häufig an Kaposi-Sarkom
4. Eine AIDS-infizierte Mutter bekommt immer ein an AIDS erkranktes Kind
5. Das AIDS-Virus ist ein Herpes-Virus

☐ A) Nur die Aussagen 1, 2 und 3 sind richtig
☐ B) Nur die Aussagen 1, 3 und 5 sind richtig
☐ C) Nur die Aussagen 2 und 4 sind richtig
☐ D) Nur die Aussage 3 ist richtig
☐ E) Nur die Aussagen 3, 4 und 5 sind richtig

49. Was stimmt für die Wundrose (Erysipel)?

1. Patient hat kein Fieber
2. Die Wundrose ist eine Infektionskrankheit
3. Es kommt typischerweise zum Ikterus durch verstärkte Hämolyse
4. Der Erreger ist ein Virus
5. Die Wundrose geht mit einer schmerzhaften, scharf begrenzten und geröteten Schwellung einher

☐ A) Nur die Aussagen 1, 2, 4 und 5 sind richtig
☐ B) Nur die Aussagen 1, 2 und 5 sind richtig
☐ C) Nur die Aussagen 2 und 5 sind richtig
☐ D) Nur die Aussage 5 ist richtig
☐ E) Alle Aussagen sind richtig

50. Ein 38-jähriger männlicher Patient kommt zu Ihnen und berichtet über Nackenschmerzen, die schlimmer werden, wenn er den Kopf nach vorne beugt. Er habe starke Kopfschmerzen und Übelkeit. Seit zwei Tagen sei er ständig müde und würde am liebsten im dunklen Zimmer mit angezogenen Beinen im Bett liegen. Wie lautet Ihre Verdachtsdiagnose?

☐ A) Poliomyelitis
☐ B) Multiple Sklerose
☐ C) Polyneuropathie
☐ D) Meningitis
☐ E) Alkoholkrankheit

51. Mundgeruch nach Ammoniak weist auf welche Erkrankung hin?

- ☐ A) Nierenversagen
- ☐ B) Diabetes
- ☐ C) Magenschleimhautentzündung
- ☐ D) Leberschaden
- ☐ E) Entzündung der Mandeln

52. Welche Aussage stimmt über die Windpocken?

1. Erreger ist ein Virus
2. Inkubationszeit ist typischerweise 1–2 Monate
3. Weiße Flecken an der Mundschleimhaut
4. Stark juckend
5. Polymorphes Bild (alle typischen Effloreszenzen gleichzeitig vertreten)

- ☐ A) Nur die Aussagen 1, 2, 3 und 4 sind richtig
- ☐ B) Nur die Aussagen 1, 3 und 4 sind richtig
- ☐ C) Nur die Aussagen 1, 4 und 5 sind richtig
- ☐ D) Nur die Aussagen 3, 4 und 5 sind richtig
- ☐ E) Alle Aussagen sind richtig

53. Eine Hypertonie kann eine Arteriosklerose verursachen,
weil
Einlagerungen in die Intima der arteriellen Gefäße in der frühen Phase reversibel sind

- ☐ A) Die Aussage 1 ist richtig, die Aussage 2 ist richtig, die Verknüpfung ist richtig
- ☐ B) Die Aussage 1 ist richtig, die Aussage 2 ist richtig, die Verknüpfung ist falsch
- ☐ C) Die Aussage 1 ist richtig, die Aussage 2 ist falsch
- ☐ D) Die Aussage 1 ist falsch, die Aussage 2 ist richtig
- ☐ E) Die Aussage 1 ist falsch, die Aussage 2 ist falsch

54. Der Verlauf der großen Venen folgt exakt dem der großen Arterien
weil
das Nieder- und das Hochdrucksystem durch das linke Herz voneinander getrennt sind

- ☐ A) Die Aussage 1 ist richtig, die Aussage 2 ist richtig, die Verknüpfung ist richtig
- ☐ B) Die Aussage 1 ist richtig, die Aussage 2 ist richtig, die Verknüpfung ist falsch
- ☐ C) Die Aussage 1 ist richtig, die Aussage 2 ist falsch
- ☐ D) Die Aussage 1 ist falsch, die Aussage 2 ist richtig
- ☐ E) Die Aussage 1 ist falsch, die Aussage 2 ist falsch

55. Die Mitochondrien sind die eigentlichen Energielieferanten der Zelle weil die Mitochondrien durch sauerstoffverbrauchenden Nährstoffabbau das ATP (Adenosintriphosphat) erzeugen.

- ☐ A) Die Aussage 1 ist richtig, die Aussage 2 ist richtig, die Verknüpfung ist richtig
- ☐ B) Die Aussage 1 ist richtig, die Aussage 2 ist richtig, die Verknüpfung ist falsch
- ☐ C) Die Aussage 1 ist richtig, die Aussage 2 ist falsch
- ☐ D) Die Aussage 1 ist falsch, die Aussage 2 ist richtig
- ☐ E) Die Aussage 1 ist falsch, die Aussage 2 ist falsch

56. Eine Null-Linie im Elektrokardiogramm (EKG) bedeutet die vollständige Erregung der Herzmuskulatur weil das Elektrokardiogramm nur Rückschlüsse auf die elektrische Herzaktion zu läßt.

- ☐ A) Die Aussage 1 ist richtig, die Aussage 2 ist richtig, die Verknüpfung ist richtig
- ☐ B) Die Aussage 1 ist richtig, die Aussage 2 ist richtig, die Verknüpfung ist falsch
- ☐ C) Die Aussage 1 ist richtig, die Aussage 2 ist falsch
- ☐ D) Die Aussage 1 ist falsch, die Aussage 2 ist richtig
- ☐ E) Die Aussage 1 ist falsch, die Aussage 2 ist falsch

57. Was ist die kleinste anatomische Einheit der Niere?

- ☐ A) Nierenrinde
- ☐ B) Nierenmark
- ☐ C) Bowman-Kapsel
- ☐ D) Tubulusapparat
- ☐ E) Nephron

58. Welches Organ liegt nicht intraperitoneal?

- ☐ A) Milz
- ☐ B) Pankreas
- ☐ C) Ileum
- ☐ D) Magen
- ☐ E) Leber

59. Wie kann eine frühzeitige Insuffizienz der Niere festgestellt werden?

- ☐ A) Serum-Kreatinin
- ☐ B) Serum-Harnstoff
- ☐ C) Kreatinin-Clearance
- ☐ D) Urin-Kreatinin
- ☐ E) Urin-Harnstoff

60. Ein Patient weist folgende Symptomatik auf: Seit einer Woche schweres Krankheitsgefühl, jetzt starker Juckreiz am ganzen Körper und erheblicher Nachtschweiß. Der Patient hat an Gewicht verloren. Bei der Inspektion fällt eine generalisierte Lymphknotenschwellung auf. Wie ist Ihre Verdachtsdiagnose?

- ☐ A) Diabetes
- ☐ B) Magenkarzinom
- ☐ C) Lymphknotenkrebs
- ☐ D) Hepatitis
- ☐ E) Mononukleose

Repetitorium V

1. Welche Aussage über die Trigeminusneuralgie ist richtig?

1. In den meisten Fällen ist die Trigeminusneuralgie idiopathisch (ohne erklärbare Ursache)
2. Trigeminuspatienten sind suizidgefährdet
3. Frauen sind häufiger betroffen
4. Typisch für den Schmerzverlauf: chronisch schleichend
5. Die Schmerzattacken sind häufig mit einem Déjà-vu-Erlebnis verbunden

☐ A) Nur die Aussagen 1, 2, 3 und 4 sind richtig
☐ B) Nur die Aussagen 1, 2 und 3 sind richtig
☐ C) Nur die Aussagen 1 und 3 sind richtig
☐ D) Nur die Aussagen 2, 3 und 5 sind richtig
☐ E) Alle Aussagen sind richtig

2. Was stimmt für die Ischialgie?

1. Ursache ist immer ein Bandscheibenvorfall
2. Die Behandlung besteht unter anderen in Wärmeanwendungen
3. Ein Bandscheibenschaden wird immer durch Röntgen diagnostiziert
4. Diabetes-Patienten können im Rahmen der Polyneuropathie unter Ischialgie leiden
5. Ischialgie gilt als Präkanzerose (potentielles Vorstadium eines Karzinoms)

☐ A) Nur die Aussagen 1, 2 und 3 sind richtig
☐ B) Nur die Aussagen 1 und 4 sind richtig
☐ C) Nur die Aussagen 2, 3, 4 und 5 sind richtig
☐ D) Nur die Aussagen 2 und 4 sind richtig
☐ E) Keine Aussage ist richtig

3. Welche Aussage über die Migräne ist richtig?

1. Migränekranke weisen meist eine ganz bestimmte Persönlichkeitsstruktur auf (leistungsbezogen, streng und ehrgeizig)
2. Frauen erkranken häufiger als Männer
3. Es kommt zu einer krampfartigen Verengung und später zur Dehnung der Gefäße
4. Auch Säuglinge haben typischerweise Migräne
5. Ursache ist eine Beeinträchtigung des Nervus Facialis

☐ A) Nur die Aussagen 1, 2, 3 und 5 sind richtig
☐ B) Nur die Aussagen 1, 2 und 3 sind richtig
☐ C) Nur die Aussagen 1 und 2 sind richtig
☐ D) Nur die Aussage 3 ist richtig
☐ E) Alle Aussagen sind richtig

4. Welche Aussage über die vegetative Dystonie ist nicht richtig?

- ☐ A) Menschen mit einer Sympathikotonie und/ oder Vagotonie
- ☐ B) Es kann zu Ohnmachtsanfällen kommen
- ☐ C) Verstopfungen abwechselnd mit Durchfällen
- ☐ D) Herzneurose
- ☐ E) Polysymptomatisches Beschwerdebild mit pathophysiologischen Ursachen

5. Welche Aussage über Tetanus ist richtig?

1. Risus sardonicus (teuflisches Lächeln)
2. Hat nie Fieber
3. Hydrophobie
4. Die Wunde bei einer Tetanusinfektion hat ein typisch bläulich-schwärzliches Aussehen
5. Wird durch Chlamydien hervorgerufen

- ☐ A) Nur die Aussagen 1, 2 und 3 sind richtig
- ☐ B) Nur die Aussagen 1, 4 und 5 sind richtig
- ☐ C) Nur die Aussage 1 ist richtig
- ☐ D) Nur die Aussagen 3 und 5 sind richtig
- ☐ E) Alle Aussagen sind richtig

6. Welche Aussage ist richtig? Tollwut...

1. Bei dringendem Verdacht muß eine aktive sowie passive Schutzimpfung gegeben werden
2. Der Anblick von Wasser kann heftigste Schlundmuskelkrämpfe hervorrufen
3. Letalität von Tollwut ist ca. 50 %
4. Trismus (Kiefersperre)
5. Eine bakterielle Erkrankung

- ☐ A) Nur die Aussagen 1, 2, 3 und 4 sind richtig
- ☐ B) Nur die Aussagen 1, 2 und 3 sind richtig
- ☐ C) Nur die Aussagen 1 und 2 sind richtig
- ☐ D) Nur die Aussagen 2 und 5 sind richtig
- ☐ E) Alle Aussagen sind richtig

7. Welche Aussage über die Nerven ist richtig?

- ☐ A) Die graue Substanz besteht aus Nervenfasern
- ☐ B) Die weiße Substanz befindet sich nur im Rückenmark
- ☐ C) In den Vorderhörnern der grauen Substanz befinden sich motorische Neurone
- ☐ D) Motorische Nervenfasern führen zum Hinterhorn der grauen Substanz des Rückenmarks
- ☐ E) Im Zentralkanal des Rückenmarks verläuft die Pyramidenbahn

8. Wo im Gehirn wird das emotionale Verhalten des Menschen geregelt?

- ☐ A) Limbisches System
- ☐ B) Kleinhirn
- ☐ C) Medulla oblongata
- ☐ D) Mittelhirn
- ☐ E) Hypophyse

9. Welches fehlende (angeborene) Hormon führt zum Kretinismus?

- ☐ A) Androgene
- ☐ B) Schilddrüsenhormone
- ☐ C) Adrenalin
- ☐ D) Erythropoetin
- ☐ E) Kortison

10. Eine Frau hat eine starke männliche Behaarung. Wo werden die Hormone, die dafür verantwortlich sind, (außer im Eierstock) produziert?

- ☐ A) Nierenrinde
- ☐ B) Nierenmark
- ☐ C) Hypophyse
- ☐ D) Pankreas
- ☐ E) Nichts ist richtig

11. Ein Patient hat eine Akromegalie (Riesenwuchs). Welches Hormon ist dafür verantwortlich?

- ☐ A) FSH (follikelstimulierendes Hormon)
- ☐ B) STH (somatotropes Hormon)
- ☐ C) TSH (thyreoideastimulierendes Hormon)
- ☐ D) Glukagon
- ☐ E) MSH (Melanozyten-stimulierendes Hormon)

12. Welche Symptome erwarten Sie bei einem Adiuretin-Mangel (ADH)? Welche Aussage ist richtig?

- ☐ A) Hypertonie
- ☐ B) Anurie
- ☐ C) Lungenödem
- ☐ D) Hyperkaliämie
- ☐ E) Wasserharnruhr

13. Welche Aussage über Apoplexie (Schlaganfall) ist falsch?

1. Wird die Gesamtdurchblutung des Gehirns für 9–10 Minuten unterbrochen, kommt es zum Tode
2. Die Ausfallserscheinungen werden häufig morgens beim Erwachen festgestellt (Ruheapoplexie)
3. Die Hauptursache ist die Arteriosklerose
4. Das sog. Babinski-Zeichen ist positiv
5. Bei dem klassischen, voll ausgebildeten Hirnschlag kommt es zu einer plötzlichen beidseitigen Lähmung

☐ A) Nur die Aussagen 1, 2, 3 und 4 sind richtig
☐ B) Nur die Aussagen 2 und 3 sind richtig
☐ C) Nur die Aussagen 2 und 4 sind richtig
☐ D) Nur die Aussage 5 ist richtig
☐ E) Keine Aussage ist richtig

14. Klagt ein Patient Tage nach einer Schädelverletzung über neu aufgetretene Kopfschmerzen und ist dabei sein Bewußtsein getrübt, gilt dies als Notfall
weil
jede Schädelverletzung (z. B. Autounfall) zu einer Subduralblutung führen kann

☐ A) Die Aussage 1 ist richtig, die Aussage 2 ist richtig, die Verknüpfung ist richtig
☐ B) Die Aussage 1 ist richtig, die Aussage 2 ist richtig, die Verknüpfung ist falsch
☐ C) Die Aussage 1 ist richtig, die Aussage 2 ist falsch
☐ D) Die Aussage 1 ist falsch, die Aussage 2 ist richtig
☐ E) Die Aussage 1 ist falsch, die Aussage 2 ist falsch

15. Was stimmt über die Kropfbildung (Struma)?

1. Kann mit einer Überfunktion der Schilddrüse einhergehen
2. Kann mit einer Unterfunktion der Schilddrüse einhergehen
3. Kann ohne Über- und Unterfunktion der Schilddrüse auftreten
4. Kann nicht beim Morbus Basedow auftreten

☐ A) Nur die Aussagen 1, 2 und 3 sind richtig
☐ B) Nur die Aussagen 1 und 2 sind richtig
☐ C) Nur die Aussagen 1 und 3 sind richtig
☐ D) Keine Aussage ist richtig
☐ E) Alle Aussagen sind richtig

16. Wovon spricht man, wenn der Bandapparat eines Gelenkes überdehnt wird?

☐ A) Ruptur
☐ B) Luxation
☐ C) Distorsion
☐ D) Abduktion
☐ E) Extension

17. Welche Gelenkform ist im Daumengelenk enthalten?

☐ A) Flaches Gelenk
☐ B) Scharniergelenk
☐ C) Kugelgelenk
☐ D) Sattelgelenk

18. Eine 42jährige Patientin hat Schmerzen im rechten Oberbauch mit Ausstrahlung in die rechte Schulter, dabei Übelkeit, Fieber und lokale Abwehrspannung. Die Schmerzen kommen in Intervallen. Wie ist Ihre Verdachtsdiagnose?

☐ A) Zystitis
☐ B) Cholelithiasis
☐ C) Pankreatitis
☐ D) Perforation eines Duodenalgeschwürs
☐ E) Hepatitis

19. Wie heißt die Vene, die das Blut aus den Bauchorganen zur Leber bringt?

☐ A) Vena hepatica (Lebervene)
☐ B) Vena cava inferior (untere Hohlvene)
☐ C) Vena cava superior (obere Hohlvene)
☐ D) Vena portae (Pfortader)
☐ E) Vena umbilicalis (Nabelvene)

20. Wo auf der Zunge wird der Geschmack „bitter" wahrgenommen?

☐ A) Zungenspitze
☐ B) Zungenrand
☐ C) Zungenmitte
☐ D) Zungenhintergrund
☐ E) Überall

21. Welche Krankheiten sind typischerweise durch Trinkwasser übertragbar?

1. Cholera
2. Shigellenruhr
3. Poliomyelitis
4. Typhus abdominalis
5. Malaria

☐ A) Nur die Aussagen 1, 2, 3 und 4 sind richtig
☐ B) Nur die Aussagen 1, 2 und 3 sind richtig
☐ C) Nur die Aussagen 1 und 3 sind richtig
☐ D) Nur die Aussage 2 ist richtig
☐ E) Alle Aussagen sind richtig

22. Die Divertikulose (Auftreten zahlreicher Divertikel) des Dickdarms führt immer zu schweren Erkrankungen des betroffenen Dickdarms
weil
chronische Entzündungen im Dickdarm eine Entartungstendenz aufweisen.

☐ A) Die Aussage 1 ist richtig, die Aussage 2 ist richtig, die Verknüpfung ist richtig
☐ B) Die Aussage 1 ist richtig, die Aussage 2 ist richtig, die Verknüpfung ist falsch
☐ C) Die Aussage 1 ist richtig, die Aussage 2 ist falsch
☐ D) Die Aussage 1 ist falsch, die Aussage 2 ist richtig
☐ E) Die Aussage 1 ist falsch, die Aussage 2 ist falsch

23. Bei einem Stein im Ductus choledochus kann es zu welchen Symptomen kommen?

1. Dunkler Urin
2. Dunkler Stuhl
3. Juckreiz
4. Heller Urin
5. Alkalische Phosphatase im Serum erhöht

☐ A) Nur die Aussagen 1, 2, 3 und 5 sind richtig
☐ B) Nur die Aussagen 1, 3 und 5 sind richtig
☐ C) Nur die Aussagen 2, 3 und 4 sind richtig
☐ D) Nur die Aussagen 3, 4 und 5 sind richtig
☐ E) Alle Aussagen sind richtig

24. Welche Erkrankungen sind akut lebensbedrohlich und bedürfen einer sofortigen Krankenhauseinweisung?

1. Pneumothorax
2. Akutes Abdomen
3. Bronchitis
4. Herzinfarkt
5. Migräne-Anfall

☐ A) Nur die Aussagen 1, 2 und 4 sind richtig
☐ B) Nur die Aussagen 1, 2 und 3 sind richtig
☐ C) Nur die Aussagen 2, 3 und 4 sind richtig
☐ D) Nur die Aussage 2 ist richtig
☐ E) Alle Aussagen sind richtig

25. Welche der folgenden Erkrankungen dürfen Sie als Heilpraktiker behandeln, bzw. mitbehandeln?

1. Scharlach
2. Borkenflechte
3. Bluthochdruck
4. Ulkus molle
5. Erysipel

☐ A) Nur die Aussagen 1, 3 und 4 sind richtig
☐ B) Nur die Aussagen 2 und 5 sind richtig
☐ C) Nur die Aussagen 3 und 4 sind richtig
☐ D) Nur die Aussagen 3 und 5 sind richtig
☐ E) Nur die Aussage 3 ist richtig

26. Bei obstruktiven Ventilationsstörungen kann welcher Befund erhoben werden?

1. Bronchophonie verstärkt
2. Ausatmungsphase verlängert
3. Nebengeräusche
4. Stimmfremitus vermindert
5. Beidseitige Dämpfung

☐ A) Nur die Aussagen 1, 2, 3 und 4 sind richtig
☐ B) Nur die Aussagen 1, 2 und 3 sind richtig
☐ C) Nur die Aussagen 2 und 3 sind richtig
☐ D) Nur die Aussagen 3 und 4 sind richtig
☐ E) Alle Aussagen sind richtig

27. Beim grünen Star kann es durch Netzhautablösung zur Erblindung kommen weil der Augeninnendruck durch die Verlegung des Tränenkanals erhöht wird.

☐ A) Die Aussage 1 ist richtig, die Aussage 2 ist richtig, die Verknüpfung ist richtig
☐ B) Die Aussage 1 ist richtig, die Aussage 2 ist richtig, die Verknüpfung ist falsch
☐ C) Die Aussage 1 ist richtig, die Aussage 2 ist falsch
☐ D) Die Aussage 1 ist falsch, die Aussage 2 ist richtig
☐ E) Die Aussage 1 ist falsch, die Aussage 2 ist falsch

28. Curschmann-Spiralen findet man im Sputum bei Asthma bronchiale weil bei einem Asthma-Anfall die Atemhilfsmuskulatur benutzt wird

☐ A) Die Aussage 1 ist richtig, die Aussage 2 ist richtig, die Verknüpfung ist richtig
☐ B) Die Aussage 1 ist richtig, die Aussage 2 ist richtig, die Verknüpfung ist falsch
☐ C) Die Aussage 1 ist richtig, die Aussage 2 ist falsch
☐ D) Die Aussage 1 ist falsch, die Aussage 2 ist richtig
☐ E) Die Aussage 1 ist falsch, die Aussage 2 ist falsch

29. Welche Aussage ist richtig?

1. Harnstoff → Abbauprodukt von Eiweißen
2. Harnsäure → Abbauprodukt vom Purinstoffwechsel
3. Kreatinin → Abbauprodukt der Nervenzellen
4. Bilirubin → Abbauprodukt der Galle
5. Ammoniak → Abbauprodukt von Aminosäuren

☐ A) Nur die Aussagen 1, 2 und 5 sind richtig
☐ B) Nur die Aussagen 2, 3 und 5 sind richtig
☐ C) Nur die Aussagen 2, 3 und 4 sind richtig
☐ D) Nur die Aussagen 1 und 5 sind richtig
☐ E) Alle Aussagen sind richtig

30. Wodurch wird die Frühsommermeningoenzephalitis (FSME) übertragen?

☐ A) Flöhe
☐ B) Zecken
☐ C) Läuse
☐ D) Füchse
☐ E) Katzen

31. 58jähriger männlicher Patient berichtet über leichten Gewichtsverlust, weil er keinen Appetit mehr habe. Er habe öfters ein Druckgefühl im Oberbauch, Fleisch ißt er seit 2 Wochen nicht mehr, weil es ungesund sei. Bei der Untersuchung stellen sie eine Schwellung über der linken Schlüsselbeingrube fest. Wie ist Ihre Verdachtsdiagnose?

☐ A) Vegetative Dystonie
☐ B) Reizmagen
☐ C) Magengeschwür
☐ D) Roemheld-Syndrom
☐ E) Magenkarzinom

32. Was sind die häufigsten Ursachen für Durchfall bei Säuglingen?

☐ A) Allergien
☐ B) Angeborene Hypothyreose
☐ C) Bakterielle Infektionen
☐ D) Würmer

33. Was gilt in der Regel als Risikofaktor für Dickdarmkrebs?

1. Polypen im Dickdarm
2. Colitis ulcerosa
3. Divertikulose
4. Morbus Crohn
5. Fettreiche und ballaststoffarme Nahrung über lange Zeit

☐ A) Nur die Aussagen 1, 2, 3 und 5 sind richtig
☐ B) Nur die Aussagen 1, 2 und 3 sind richtig
☐ C) Nur die Aussagen 1, 2 und 5 sind richtig
☐ D) Nur die Aussagen 2 und 5 sind richtig
☐ E) Alle Aussagen sind richtig

34. Welche Personen sollten nicht in einem Schnellrestaurant als Koch arbeiten?

1. Person mit malignem Melanom
2. Person mit positivem Tuberkulintest und positivem Röntgenbefund
3. Person mit positivem Tuberkulintest und negativem Röntgenbefund
4. Person mit Schuppenflechte
5. Röteln

☐ A) Nur die Aussagen 1 und 2 sind richtig
☐ B) Nur die Aussagen 2 und 3 sind richtig
☐ C) Nur die Aussagen 3 und 4 sind richtig
☐ D) Nur die Aussagen 2 und 4 sind richtig
☐ E) Nur die Aussagen 2 und 5 sind richtig

35. Welche Aussage über die Muskeln sind richtig?

1. Nicht alle quergestreifte Muskeln werden von Spinalnervenästen versorgt
2. Ein Skelettmuskel hat quergestreifte Muskulatur
3. Eine Muskelfaser ist eine Muskelzelle
4. Glanzstreifen sind in die Skelettmuskulatur eingearbeitet
5. Eine Muskelzelle kann nicht Glukose in Form von Glykogen speichern

☐ A) Nur die Aussagen 1, 2, 3 und 4 sind richtig
☐ B) Nur die Aussagen 1, 2 und 3 sind richtig
☐ C) Nur die Aussagen 2 und 4 sind richtig
☐ D) Nur die Aussagen 3 und 5 sind richtig
☐ E) Alle Aussagen sind richtig

36. Welche Aussage ist richtig? Der menschliche Knochen...

1. ...erhält seine Festigkeit durch eingelagerte Mineralien
2. ...ist immer von einer Knochenhaut (Periost) umgeben
3. ...wird in seinem Wachstum durch Hormone gesteuert, die in der Hypophyse produziert werden
4. ...dient als Kalziumspeicher

☐ A) Nur die Aussagen 1, 2 und 3 sind richtig
☐ B) Nur die Aussagen 1 und 2 sind richtig
☐ C) Nur die Aussagen 1, 3 und 4 sind richtig
☐ D) Nur die Aussagen 3 und 4 sind richtig
☐ E) Alle Aussagen sind richtig

37. Welcher Krebs ist bei 60jährigen Männern zur Zeit am häufigsten?

☐ A) Leberkrebs
☐ B) Dickdarmkrebs
☐ C) Magenkrebs
☐ D) Lungenkrebs
☐ E) Prostatakrebs

38. Welche Aussage über den Kehlkopfkrebs ist richtig?

1. Die Erkrankung tritt vorwiegend bei älteren Männern auf
2. Zigarettenrauchen steht an erster Stelle der Risikoskala
3. Die Laryngoskopie erlaubt bei einem Verdacht auf Kehlkopfkrebs eine vorläufige Diagnose
4. Das Stimmbandkarzinom hat eine relativ günstige Prognose, weil der umliegende Bereich nur spärlich mit Lymphbahnen ausgestattet ist und deshalb eine Ausbildung von Metastasen erst relativ spät auftritt
5. Es können als Beschwerden auch Fremdkörpergefühl und Schluckstörungen auftreten

☐ A) Nur die Aussagen 1, 2, 3 und 4 sind richtig
☐ B) Nur die Aussagen 1, 2 und 3 sind richtig
☐ C) Nur die Aussagen 1 und 2 sind richtig
☐ D) Nur die Aussagen 2, 4 und 5 sind richtig
☐ E) Alle Aussagen sind richtig

39. Welche Aussage ist richtig? Bei der Lymphogranulomatose…

1. …handelt es sich um eine semimaligne Entartung
2. …ist das Vorhandensein von Hodgkin-Zellen relevant für die Diagnose
3. …sind die Lymphknotenschwellungen anfangs schmerzlos
4. …ist häufig ein allgemeiner Juckreiz zu finden
5. …kann es zu hohen BSG-Werten kommen

☐ A) Nur die Aussagen 1, 3 und 5 sind richtig
☐ B) Nur die Aussagen 2, 3, 4 und 5 sind richtig
☐ C) Nur die Aussagen 3, 4 und 5 sind richtig
☐ D) Nur die Aussagen 4 und 5 sind richtig
☐ E) Alle Aussagen sind richtig

40. Wie kann die Symptomatik bei einer Schlafmittelvergiftung sein?

1. Hypertonie
2. Hypotonie
3. Lähmung des Atemzentrums
4. Fieber, heiße Haut
5. Fehlende Reflexe
6. Miosis (Pupillen eng)

☐ A) Nur die Aussagen 1, 3, 4, 5 und 6 sind richtig
☐ B) Nur die Aussagen 1, 3 und 6 sind richtig
☐ C) Nur die Aussagen 2, 3 und 4 sind richtig
☐ D) Nur die Aussagen 2, 3, 5 und 6 sind richtig
☐ E) Nur die Aussagen 2, 4 und 5 sind richtig

41. Was kann normalerweise als Folge eines Dickdarmkarzinoms auftreten?

1. Verstopfung und Durchfälle abwechselnd
2. Gewichtsabnahme
3. Ileus (Darmverschluß)
4. Bleistiftdicker Stuhl
5. Ikterus

- ☐ A) Nur die Aussagen 1, 2, 3 und 4 sind richtig
- ☐ B) Nur die Aussagen 1, 2 und 3 sind richtig
- ☐ C) Nur die Aussagen 1 und 2 sind richtig
- ☐ D) Nur die Aussage 1 ist richtig
- ☐ E) Alle Aussagen sind richtig

42. Was ist die biologische Bedeutung von Vitamin C?

- ☐ A) Wirkung auf den Bindegewebsstoffwechsel
- ☐ B) Bestandteil von Sehstoffen
- ☐ C) Kalziumresorption im Darm und -einlagerung in die Knochen
- ☐ D) Beteiligung an der Reifung der Erythrozyten
- ☐ E) Wirkstoff bei der Synthese von Gerinnungsfaktoren

43. Ein Mangel an Folsäure kann zu welcher Symptomatik führen?

- ☐ A) Anämie
- ☐ B) Podagra
- ☐ C) Skorbut
- ☐ D) Nachtblindheit
- ☐ E) Rachitis

44. Was wird unter dem »Zitronensäurezyklus« verstanden?

- ☐ A) Aufnahme der Zitronensäure durch die Dünndarmzotten
- ☐ B) Verarbeitung der Zitronensäure in den Leberzellen
- ☐ C) Reaktionsfolge in den Mitochondrien der Zellen, bei der die chemische Energie ATP entsteht
- ☐ D) Ausscheidung der Zitronensäure in der Niere
- ☐ E) Ist ähnlich dem Bilirubinkreislauf

45. Was bedeute die sog. »Neunerregel«?

- ☐ A) Sofortmaßnahme bei Unterkühlung
- ☐ B) Berechnung der Fläche der verbrannten Haut in Prozent
- ☐ C) Maßnahmen beim Kreislaufstillstand
- ☐ D) Maßnahmen beim anaphylaktischen Schock

46. Das Immunglobulin der Klasse E (IgE) spielt eine Rolle bei...?

- ☐ A) Frischinfektionen
- ☐ B) Allergien
- ☐ C) Autoimmunerkrankung
- ☐ D) schon vorher durchgemachte Infektionen
- ☐ E) Infektionen der Schleimhäute

47. Was versteht man unter einem Quincke-Ödem?

☐ A) Behinderung des Lymphabflusses (Elephantiasis)
☐ B) Kehlkopfödem
☐ C) Generalisierte Ödembildung
☐ D) Malignes Ödem
☐ E) Plötzlich auftretende Schwellung, häufig im Gesicht

48. Welche Aussage über den Kapillarpuls ist richtig?

☐ A) Physiologisch bei älteren Menschen zu finden
☐ B) Entsteht bei großer Blutdruckamplitude
☐ C) Findet sich typischerweise bei Sarkoidose
☐ D) Findet sich beim Vaguspuls
☐ E) Beim Kapillarpuls findet sich ein Pulsdefizit

49. Welche Risikofaktoren gelten für die Arteriosklerose?

1. Hypertonie
2. Diabetes mellitus
3. Rauchen
4. Hypercholesterinämie
5. Diabetes insipidus

☐ A) Nur die Aussagen 1, 2, 3 und 4 sind richtig
☐ B) Nur die Aussagen 1, 2 und 3 sind richtig
☐ C) Nur die Aussagen 1 und 2 sind richtig
☐ D) Nur die Aussagen 1 und 3 sind richtig
☐ E) Alle Aussagen sind richtig

50. Beim Morbus Basedow kommt es zu einer erhöhten Blutdruckamplitude weil der Morbus Basedow eine infektiöse Entzündung der Schilddrüse ist

☐ A) Die Aussage 1 ist richtig, die Aussage 2 ist richtig, die Verknüpfung ist richtig
☐ B) Die Aussage 1 ist richtig, die Aussage 2 ist richtig, die Verknüpfung ist falsch
☐ C) Die Aussage 1 ist richtig, die Aussage 2 ist falsch
☐ D) Die Aussage 1 ist falsch, die Aussage 2 ist richtig
☐ E) Die Aussage 1 ist falsch, die Aussage 2 ist falsch

51. Das Karpaltunnelsyndrom...

1. ...ist häufig bei Frauen zwischen 40 und 50 Jahren
2. ...hat als Ursache eine Kompression des Nervus radialis
3. ...kann im fortgeschrittenen Stadium die sog. Krallhand als Symptom haben
4. ...führt zu Sensibilitätsstörungen der Finger 1 – 5
5. ...ist im Rahmen einer Amyloidose zu finden

☐ A) Nur die Aussagen 1, 2, 3 und 4 sind richtig
☐ B) Nur die Aussagen 1, 2 und 3 sind richtig
☐ C) Nur die Aussagen 1 und 2 sind richtig
☐ D) Nur die Aussagen 1 und 5 sind richtig
☐ E) Alle Aussagen sind richtig

52. Welche Aussagen über Bau und Funktion eines Herzens sind richtig?

1. Die Herzohren sind Ausläufer der Vorhöfe
2. Das Herz liegt im Mittelfellraum (Mediastinum)
3. Als relative Herzdämpfung bezeichnet man den Teil des Herzens, der durch die Lungen verdeckt ist
4. Der Herzspitzenstoß kann medioklavikular (Mittellinie des Schlüsselbein) in Höhe des 2. Rippenzwischenraums (2.ICR) getastet werden
5. Die Herzbasis zeigt nach links unten

☐ A) Nur die Aussagen 1, 2, 3 und 4 sind richtig
☐ B) Nur die Aussagen 1, 2 und 3 sind richtig
☐ C) Nur die Aussagen 2 und 3 sind richtig
☐ D) Nur die Aussagen 2, 4 und 5 sind richtig
☐ E) Alle Aussagen sind richtig

53. Der Weg des Blutes durch das Herz. Welche Aussage ist richtig?

☐ A) Vena cava inferior → rechte Herzkammer → Tricuspidalklappe → Lunge → linker Vorhof → Aorta
☐ B) Rechter Vorhof → Pulmonalklappe → Lungenvene → Lunge → Mitralklappe → Aortenklappe
☐ C) Vena cava superior → Pulmonalklappe → Lunge → Lungenarterie → linke Kammer → Aortenklappe
☐ D) Tricuspidalklappe → Pulmonalklappe → Truncus pulmonalis → linker Vorhof → Mitralklappe → Aorta
☐ E) Rechter Vorhof → Mitralklappe → Pulmonalklappe → Lunge → linker Vorhof → linke Kammer → Aorta

54. Welche Aussage über das Herz ist falsch?

☐ A) In der Systole öffnen sich die Semilunarklappen
☐ B) In der Diastole öffnen sich die Segelklappen
☐ C) Im linken Vorhof wird ein Hormon produziert, das ANP (Gegenspieler des Aldosteron)
☐ D) Der zweite Herzton entsteht durch den Schluß der Taschenklappen
☐ E) Den Ton der Aortenklappe wird im 2. ICR parasternal links am besten gehört

55. Welche Aussagen über die Herzklappenfehler sind richtig?

1. Eine isolierte Mitralklappeninsuffizienz läßt ein systolisches Geräusch entstehen
2. Eine isolierte Aortenklappeninsuffizienz läßt ein diastolisches Geräusch entstehen
3. Eine isolierte Trikuspidalklappenstenose läßt ein diastolisches Geräusch entstehen
4. Eine isolierte Pulmonalklappenstenose läßt ein systolisches Geräusch entstehen

☐ A) Nur die Aussagen 1, 2 und 3 sind richtig
☐ B) Nur die Aussagen 1 und 3 sind richtig
☐ C) Nur die Aussagen 2 und 3 sind richtig
☐ D) Nur die Aussagen 4 und 5 sind richtig
☐ E) Alle Aussagen sind richtig

**56. Das Herzasthma ist durch nächtliche Anfälle von Lufthunger gekennzeichnet
weil
die rechte Kammer unverändert kräftig Blut in den Lungenkreislauf wirft, der bald überfüllt und gestaut ist.**

☐ A) Die Aussage 1 ist richtig, die Aussage 2 ist richtig, die Verknüpfung ist richtig
☐ B) Die Aussage 1 ist richtig, die Aussage 2 ist richtig, die Verknüpfung ist falsch
☐ C) Die Aussage 1 ist richtig, die Aussage 2 ist falsch
☐ D) Die Aussage 1 ist falsch, die Aussage 2 ist richtig
☐ E) Die Aussage 1 ist falsch, die Aussage 2 ist falsch

**57. Eine Herzinsuffizienz wird mit Digitalispräparaten behandelt
weil
auch der Heilpraktiker Digitalispräparate verschreiben darf**

☐ A) Die Aussage 1 ist richtig, die Aussage 2 ist richtig, die Verknüpfung ist richtig
☐ B) Die Aussage 1 ist richtig, die Aussage 2 ist richtig, die Verknüpfung ist falsch
☐ C) Die Aussage 1 ist richtig, die Aussage 2 ist falsch
☐ D) Die Aussage 1 ist falsch, die Aussage 2 ist richtig
☐ E) Die Aussage 1 ist falsch, die Aussage 2 ist falsch

58. Was gilt für die Krampfader an einem Bein?

1. Ausdruck einer erblichen Bindegewebsschwäche
2. Stehberufe wirken begünstigend
3. Obstipation (Verstopfung) und Fettleibigkeit beschleunigen die Entstehung
4. Krampfadern können Ausdruck einer bestehenden tiefen Beinvenenthrombose sein

☐ A) Nur die Aussagen 1, 2 und 3 sind richtig
☐ B) Nur die Aussagen 1 und 3 sind richtig
☐ C) Nur die Aussagen 1 und 4 sind richtig
☐ D) Nur die Aussagen 3 und 4 sind richtig
☐ E) Alle Aussagen sind richtig

59. Was stimmt über die Thrombose?

1. Pathologisch wird die Entstehung einer Thrombose durch die Virchow-Trias erklärt
2. Thrombose im arteriellen System kann zu einer Lungenembolie führen
3. Thrombose im arteriellen System kann zu einem Mesenterialinfarkt führen
4. Thrombose im venösen System kann zu einer Embolie der peripheren Gefäße führen
5. Thrombose im linken Vorhof kann zu einer Lungenembolie führen

☐ A) Nur die Aussagen 1, 2, 3 und 4 sind richtig
☐ B) Nur die Aussagen 1, 2 und 3 sind richtig
☐ C) Nur die Aussagen 1 und 3 sind richtig
☐ D) Nur die Aussagen 2, 3 und 4 sind richtig
☐ E) Alle Aussagen sind richtig

60. Welche Aussage über das Blut ist falsch?

☐ A) Die Monozyten sind mit ca. 5% an den Leukozyten beteiligt
☐ B) Die Lymphozyten treten vorwiegend bei Infektionen vermehrt auf
☐ C) Die Erythrozyten geben dem Blut die rote Farbe
☐ D) Die weißen Blutkörperchen besitzen alle einen Kernstoffwechsel
☐ E) Die segmentförmigen Granulozyten sind bei einer Leukozytose mit Linksverschiebung erhöht

Repetitorium VI

1. **Bei welcher Infektionskrankheit tritt typischerweise die Himbeerzunge auf?**

☐ A) Masern
☐ B) Röteln
☐ C) Mumps
☐ D) Windpocken
☐ E) Keine Aussage ist richtig

2. **Wann besteht Meldepflicht bei Windpocken?**

☐ A) Bei Erkrankung und Todesfall
☐ B) Nur im Todesfall
☐ C) Nur bei Ausscheidung
☐ D) Nur bei Ansteckung
☐ E) Keine Meldepflicht

3. **Wann ist Tollwut meldepflichtig?**

1. Beim Ansteckungsverdacht
2. Bei Erkrankung
3. Beim Todesfall
4. Bei Verletzung eines tollwutverdächtigen Tieres
5. Bei Berührung eines tollwutverdächtigen Tieres

☐ A) Nur die Aussagen 1, 2, 3 und 4 sind richtig
☐ B) Nur die Aussagen 1, 2 und 3 sind richtig
☐ C) Nur die Aussagen 1 und 2 sind richtig
☐ D) Nur die Aussagen 1, 4 und 5 sind richtig
☐ E) Alle Aussagen sind richtig

4. **Was gilt für die Diphtherie?**

1. Weißgraue Beläge an den Tonsillen, die sich nicht abwischen lassen
2. Halslymphknotenschwellung
3. Pseudokrupp
4. Koplik-Flecken
5. Splenomegalie (Milzvergrößerung)

☐ A) Nur die Aussagen 1, 2, 3 und 4 sind richtig
☐ B) Nur die Aussagen 1, 2 und 3 sind richtig
☐ C) Nur die Aussagen 1 und 2 sind richtig
☐ D) Nur die Aussagen 1 und 4 sind richtig
☐ E) Alle Aussagen sind richtig

5. **Welche Erkrankung kann normalerweise als Folge von AIDS nicht auftreten?**

☐ A) Herpes zoster
☐ B) Lungentuberkulose
☐ C) Mononukleose
☐ D) Non-Hodgkin-Lymphom
☐ E) Morbus Crohn

6. Welche Aussage über die FSME (Frühsommermeningoenzephalitis) ist richtig?

- ☐ A) Erreger sind Herpesviren
- ☐ B) Übertragung durch Läuse
- ☐ C) Inkubationszeit wenige Stunden
- ☐ D) In der Regel Immunität lebenslang
- ☐ E) Behandlung durch Bettruhe und Antibiotika

7. Arzneimittel in Form von Zäpfchen werden nicht über den Pfortaderkreislauf zur Leber gebracht
weil
der untere Teil des Rektums venös über den Körperkreislauf entsorgt wird.

- ☐ A) Die Aussage 1 ist richtig, die Aussage 2 ist richtig, die Verknüpfung ist richtig
- ☐ B) Die Aussage 1 ist richtig, die Aussage 2 ist richtig, die Verknüpfung ist falsch
- ☐ C) Die Aussage 1 ist richtig, die Aussage 2 ist falsch
- ☐ D) Die Aussage 1 ist falsch, die Aussage 2 ist richtig
- ☐ E) Die Aussage 1 ist falsch, die Aussage 2 ist falsch

8. Cholera kann einen fulminanten Verlauf mit raschem letalen Ausgang haben
weil
die Enterotoxinvergiftung zu einem umgekehrten Wassertransport im Darm führt

- ☐ A) Die Aussage 1 ist richtig, die Aussage 2 ist richtig, die Verknüpfung ist richtig
- ☐ B) Die Aussage 1 ist richtig, die Aussage 2 ist richtig, die Verknüpfung ist falsch
- ☐ C) Die Aussage 1 ist richtig, die Aussage 2 ist falsch
- ☐ D) Die Aussage 1 ist falsch, die Aussage 2 ist richtig
- ☐ E) Die Aussage 1 ist falsch, die Aussage 2 ist falsch

9. Was ist eine Verbrauchskoagulopathie?

- ☐ A) Erhöhung der Konzentration des Cholesterins
- ☐ B) Akute oder chronische Durchblutungsstörungen des Darmes
- ☐ C) Reversible Funktionsstörung des zentralen Nervensystems (ZNS)
- ☐ D) Lokalisierte intravasale Gerinnung von Blutbestandteilen in Arterien oder Venen
- ☐ E) Pathologisch intravasale Aktivierung des Gerinnungssystems unter Verbrauch von Gerinnungsfaktoren

10. Was ist der Schockindex?

- ☐ A) Pulsfrequenz durch distolischen Blutdruck
- ☐ B) Pulsfrequenz durch systolischen Blutdruck
- ☐ C) Diastolischer Blutdruck durch Pulsfrequenz
- ☐ D) Systolischer Blutdruck durch Pulsfrequenz
- ☐ E) Systolischer und diastolischer Blutdruck durch Frequenz

11. Welche Symptome können Sie bei einem Patienten mit kardiogenem Schock finden?

1. Blasse und kaltschweißige Haut
2. Starke Brustschmerzen
3. Herzrhythmusstörungen
4. Rasselgeräusche in der Lunge
5. Splenomegalie

☐ A) Nur die Aussagen 1, 2, 3 und 4 sind richtig
☐ B) Nur die Aussagen 1, 2 und 3 sind richtig
☐ C) Nur die Aussagen 1 und 2 sind richtig
☐ D) Nur die Aussage 2 ist richtig
☐ E) Alle Aussagen sind richtig

12. Woran sterben viele Patienten mit Lungenembolie?

☐ A) ZNS-Schädigung
☐ B) Lähmung des Atemzentrums
☐ C) Linksherzversagen
☐ D) Rechtsherzversagen
☐ E) Urämie

13. Die in § 3 des BSG aufgeführten Krankheiten müssen von Ärzten gemeldet werden,
weil
der Heilpraktiker nicht der Meldepflicht unterliegt.

☐ A) Die Aussage 1 ist richtig, die Aussage 2 ist richtig, die Verknüpfung ist richtig
☐ B) Die Aussage 1 ist richtig, die Aussage 2 ist richtig, die Verknüpfung ist falsch
☐ C) Die Aussage 1 ist richtig, die Aussage 2 ist falsch
☐ D) Die Aussage 1 ist falsch, die Aussage 2 ist richtig
☐ E) Die Aussage 1 ist falsch, die Aussage 2 ist falsch

14. Ein süßlich-fauliger Mundgeruch (wie frischer Erde) ist zu finden bei ... ?

☐ A) Hypoglykämischem Koma
☐ B) Leberzerfallskoma
☐ C) Chronischer Gastritis
☐ D) Diphtherie
☐ E) Nierenkoma

15. Was ist ein grauer Star?

☐ A) Hornhauttrübung
☐ B) Erhöhter Augendruck
☐ C) Linsentrübung
☐ D) Glaskörpertrübung

16. Wo entspringen die Koronarvenen?

☐ A) Aorta
☐ B) Linker Vorhof
☐ C) Linke Kammer
☐ D) Rechter Vorhof
☐ E) Keine Aussage ist richtig

17. Welche Aussage stimmt für das Insulin?

1. Gegenspieler ist Glukagon
2. Insulin wird in den A-Zellen des Pankreas hergestellt
3. Erhöht den Blutzuckerspiegel
4. Führt die Speicherdepots Glykogen zu Glukose
5. Kortison unterstützt das Insulin

☐ A) Nur die Aussagen 1, 2, 3 und 4 sind richtig
☐ B) Nur die Aussagen 1, 3 und 5 sind richtig
☐ C) Nur die Aussagen 1 und 3 sind richtig
☐ D) Nur die Aussagen 1, 4 und 5 sind richtig
☐ E) Nur die Aussage 1 ist richtig

18. Ein 3 Monate altes Kind ist körperlich unterentwickelt und hat übelriechende Durchfälle? Wie ist die Verdachtsdiagnose?

☐ A) Rachitis
☐ B) Zöliakie
☐ C) Eiweißmangel
☐ D) Vitaminmangel
☐ E) Hypothyreose

19. Was wird als Vitalkapazität der Lunge bezeichnet?

☐ A) Volumen, das nach einer normalen Atmung noch maximal eingeatmet werden kann
☐ B) Volumen, das nach einer normalen Atmung noch maximal ausgeatmet werden kann Atemzugsvolumen
☐ C) Das nach maximaler Inspiration in der Lunge enthaltene Volumen
☐ D) Volumen, das nach maximaler Einatmung maximal ausgeatmet werden kann

20. Welche Aussage über thermische Gewebsschädigung ist richtig?

☐ A) Grad 1: Narbenlose Abheilung, Rötung, Blasenbildung
☐ B) Grad 1: Verletzung der Epidermis mit Schmerz und Rötung, irreversible Schäden
☐ C) Grad 2: Narbenlose Abheilung möglich, Abhebung der Oberhaut von der Lederhaut
☐ D) Grad 3: Nekrose der Epidermis

21. Welche Aussage ist nicht richtig? Als Zeichen eines Kreislaufschocks nach Verbrennungen sind zu werten:

☐ A) Tachykardie
☐ B) Hypertonie
☐ C) Schwitzen
☐ D) Angst
☐ E) Mydriasis (Pupillenerweiterung)

22. Ein urämischer Patient zeigt eine Krampfneigung weil ein urämischer Patient einen generalisierten Pruritus (Juckreiz) aufweist.

☐ A) Die Aussage 1 ist richtig, die Aussage 2 ist richtig, die Verknüpfung ist richtig
☐ B) Die Aussage 1 ist richtig, die Aussage 2 ist richtig, die Verknüpfung ist falsch
☐ C) Die Aussage 1 ist richtig, die Aussage 2 ist falsch
☐ D) Die Aussage 1 ist falsch, die Aussage 2 ist richtig
☐ E) Die Aussage 1 ist falsch, die Aussage 2 ist falsch

23. Was sind Mallory-Körperchen?

☐ A) Freßzellen in den Leberläppchen
☐ B) Antikörper produzierende Lymphozyten
☐ C) Freßzellen des Knochengewebes
☐ D) Produzieren das Kammerwasser in der Hinterkammer des Auges
☐ E) Hyalinspeicherung in den Leberzellen im Rahmen einer Alkoholkrankheit als degenerative Produkte

24. Welche Erkrankung kann zu einer Perikarditis führen?

1. Bakterielle Infektionen
2. Herzinfarkt
3. Tuberkulose
4. Urämie
5. Kollagenosen

☐ A) Nur die Aussagen 1, 2, 3 und 4 sind richtig
☐ B) Nur die Aussagen 1, 2 und 3 sind richtig
☐ C) Nur die Aussagen 1 und 2 sind richtig
☐ D) Nur die Aussage 1 ist richtig
☐ E) Alle Aussagen sind richtig

25. Bei großen Ergüssen im Rahmen einer Pleuritis können welche Symptome erwartet werden?

1. Dyspnoe
2. Fieber
3. venöse Stauungen im Bereich der Halsvenen
4. Sonorer Klopfschall abgedämpft oder aufgehoben
5. Verlagerter Herzspitzenstoß

☐ A) Nur die Aussagen 1, 2, 3 und 4 sind richtig
☐ B) Nur die Aussagen 1, 3 und 5 sind richtig
☐ C) Nur die Aussagen 1 und 4 sind richtig
☐ D) Nur die Aussagen 1, 4 und 5 sind richtig
☐ E) Alle Aussagen sind richtig

26. Was stimmt über das Basaliom?

1. Systemerkrankung
2. Autoimmunerkrankung
3. Fehlbildung der Haut
4. Tumor der Oberhaut
5. Tumor der Subkutis

- ☐ A) Nur die Aussagen 1, 3 und 4 sind richtig
- ☐ B) Nur die Aussagen 2, 3 und 5 sind richtig
- ☐ C) Nur die Aussage 3 ist richtig
- ☐ D) Nur die Aussage 4 ist richtig
- ☐ E) Nur die Aussage 5 ist richtig

27. Was stimmt über die Hypothyreose?

1. Obstipationsneigung
2. Kann in ein Koma führen
3. Kann hervorgerufen werden durch die Hashimoto-Thyreoiditis
4. Bei schwerer Hypothyreose Herzinsuffizienz
5. Mangelnde Versorgung der Körperzellen mit Parathormon

- ☐ A) Nur die Aussagen 1, 2, 3 und 4 sind richtig
- ☐ B) Nur die Aussagen 1, 2 und 3 sind richtig
- ☐ C) Nur die Aussagen 1 und 2 sind richtig
- ☐ D) Nur die Aussage 1 ist richtig
- ☐ E) Alle Aussagen sind richtig

28. Was erwarten Sie bei einem Patienten, der in eine Hypoglykämie kommt?

1. Heißhunger
2. Kaltschweißigkeit
3. Krampfanfälle
4. Hyporeflexie
5. Bradykardie

- ☐ A) Nur die Aussagen 1, 2, 3 und 4 sind richtig
- ☐ B) Nur die Aussagen 1, 2 und 3 sind richtig
- ☐ C) Nur die Aussagen 1 und 2 sind richtig
- ☐ D) Nur die Aussagen 3 und 5 sind richtig
- ☐ E) Alle Aussagen sind richtig

29. Welches Symptom ist normalerweise nicht bei einer Hirndrucksteigerung zu erwarten?

- ☐ A) Nüchternerbrechen
- ☐ B) Stauungspapille
- ☐ C) Atemstörung
- ☐ D) Exophthalmus
- ☐ E) Erweiterte, lichtstarre Pupillen

30. Bei einer Polyglobulie auf Grund einer chronischen Bronchitis ist ein Aderlaß sinnvoll
weil
ein Aderlaß die Sauerstoffkapazität erhöhen kann.

- ☐ A) Die Aussage 1 ist richtig, die Aussage 2 ist richtig, die Verknüpfung ist richtig
- ☐ B) Die Aussage 1 ist richtig, die Aussage 2 ist richtig, die Verknüpfung ist falsch
- ☐ C) Die Aussage 1 ist richtig, die Aussage 2 ist falsch
- ☐ D) Die Aussage 1 ist falsch, die Aussage 2 ist richtig
- ☐ E) Die Aussage 1 ist falsch, die Aussage 2 ist falsch

31. Welche Aussage über die Osteoporose ist nicht richtig?

1. Pathologische Kyphosebildung
2. Es werden Typ-I-Osteoporose und Typ-II-Osteoporose unterschieden
3. Schober-Zeichen positiv
4. Kann entstehen bei längerer Dauer der Hyperthyreose
5. Babinski-Zeichen positiv

- ☐ A) Nur die Aussagen 1, 2, 3 und 4 sind richtig
- ☐ B) Nur die Aussagen 1, 2 und 3 sind richtig
- ☐ C) Nur die Aussage 4 ist richtig
- ☐ D) Nur die Aussage 5 ist richtig
- ☐ E) Alle Aussagen sind richtig

32. Welche Erkrankungen zählt man zum metabolischen Syndrom (Wohlstandssyndrom)?

1. Adipositas
2. Hypertonie
3. Arteriosklerose
4. Gicht
5. Diabetes mellitus Typ II

- ☐ A) Nur die Aussagen 1, 2, 3 und 4 sind richtig
- ☐ B) Nur die Aussagen 1, 2 und 3 sind richtig
- ☐ C) Nur die Aussagen 1 und 4 sind richtig
- ☐ D) Nur die Aussagen 1 und 5 sind richtig
- ☐ E) Alle Aussagen sind richtig

33. Wann muß nach dem BSG die Meldung einer Infektionskrankheit an das Gesundheitsamt erfolgen?

- ☐ A) Unverzüglich, innerhalb von 12 Stunden
- ☐ B) Unverzüglich, innerhalb von 24 Stunden
- ☐ C) Innerhalb von 24 Stunden
- ☐ D) Am selben Tag
- ☐ E) Am nächsten Tag

34. Was trifft für die Eiweißverdauung zu?

1. Beginnt schon im Mund
2. Galle wird dafür benötigt
3. Salzsäure wird dafür benötigt
4. Erfolgt hauptsächlich nachts
5. Insulin wird dafür benötigt

☐ A) Nur die Aussagen 1, 2 und 3 sind richtig
☐ B) Nur die Aussagen 2 und 4 sind richtig
☐ C) Nur die Aussage 3 ist richtig
☐ D) Nur die Aussagen 4 und 5 sind richtig
☐ E) Keine Aussage ist richtig

35. Welche Aussage trifft für die Hämophilie zu?

1. Ein männlicher Bluter muß damit rechnen, daß seine Söhne dasselbe Schicksal erleiden
2. X-chromosomal-dominant erblich
3. Eine Frau kann grundsätzlich nicht erkranken
4. Frauen und Männer können beide Konduktoren (Überträger) sein
5. Ein männlicher Bluter kann damit rechnen, daß seine Töchter keine Überträger sind

☐ A) Nur die Aussagen 1, 2, 3 und 4 sind richtig
☐ B) Nur die Aussagen 2 und 3 sind richtig
☐ C) Nur die Aussagen 3 und 5 sind richtig
☐ D) Nur die Aussagen 4 und 5 sind richtig
☐ E) Keine Aussage ist richtig

36. Wie sind die Rippen an den Brustwirbel befestigt?

☐ A) Durch Bänder
☐ B) Durch Sehnen
☐ C) Durch unechte Gelenke
☐ D) Durch echte Gelenke
☐ E) Gar nicht befestigt

37. Welche Symptome können bei einem Diabetes-Patienten mit neuropathischem Fußsyndrom bestehen? Welche Aussage stimmt nicht?

☐ A) Achillessehnenreflex nicht oder nur schwer auslösbar
☐ B) Vermindertes Vibrationsempfinden
☐ C) Fußpilz
☐ D) Warmer Fuß
☐ E) Arterielle Fußpulse nicht zu tasten

38. Durch welche Untersuchungsmethoden kann die Diagnose Appendizitis erhärtet werden?

1. Palpation
2. Digitale Untersuchung des Rektums
3. Temperaturmessung
4. Inspektion
5. Messung des Bauchumfangs

- ☐ A) Nur die Aussagen 1, 2, 3 und 4 sind richtig
- ☐ B) Nur die Aussagen 1, 2 und 3 sind richtig
- ☐ C) Nur die Aussagen 1 und 2 sind richtig
- ☐ D) Nur die Aussagen 3 ist richtig
- ☐ E) Alle Aussagen sind richtig

39. Welche Aussage trifft für Candida-Mykosen nicht zu?

- ☐ A) Rechnet man zu den fakultativ pathogenen Erregern
- ☐ B) Werden begünstigt durch feuchtes Milieu
- ☐ C) Sind vermehrt bei der Alkoholkrankheit zu finden
- ☐ D) Befallen überwiegend die Lymphknoten
- ☐ E) Können zu Candida-Granulomen führen

40. Welche Aussage trifft für die Ursache zerebraler Blutungen nicht zu?

- ☐ A) Hypertonie
- ☐ B) Aneurysma
- ☐ D) Leukämie
- ☐ C) Arteriosklerose
- ☐ E) Morbus Parkinson

41. Was ist ein epidurales Hämatom?

- ☐ A) Blutung in die weiche graue Gehirnsubstanz
- ☐ B) Blutung in den Arachnoidalraum
- ☐ C) Blutung in den Raum zwischen harter Hirnhaut und Schädelknochen
- ☐ D) Blutung zwischen harter Hirnhaut und Arachnoidalhaut

42. Beim Erbrechen wird der Mageninhalt durch Kontraktion der Magenmuskulatur stoßweise nach außen entleert
weil
das Erbrechen in erster Linie einen Schutzreflex darstellt.

- ☐ A) Die Aussage 1 ist richtig, die Aussage 2 ist richtig, die Verknüpfung ist richtig
- ☐ B) Die Aussage 1 ist richtig, die Aussage 2 ist richtig, die Verknüpfung ist falsch
- ☐ C) Die Aussage 1 ist richtig, die Aussage 2 ist falsch
- ☐ D) Die Aussage 1 ist falsch, die Aussage 2 ist richtig
- ☐ E) Die Aussage 1 ist falsch, die Aussage 2 ist falsch

43. Bei einem Patienten entdecken Sie einen unvollständigen einseitigen Lidschluß. Was kann vorliegen?

- ☐ A) Periphere Fazialislähmung
- ☐ B) Rekurrenslähmung
- ☐ C) Lähmung des Trigeminus
- ☐ D) Phrenikuslähmung
- ☐ E) Entzündung der Tränendrüse

44. Welche Hirnnerven prüfen Sie, wenn ein Verdacht auf Doppelbilder-Sehen besteht?

- ☐ A) I. Hirnnerv
- ☐ B) II. Hirnnerv
- ☐ C) III. + IV. + VI. Hirnnerv
- ☐ D) VII. Hirnnerv
- ☐ E) X. Hirnnerv

45. Welche Aussage ist richtig: Gewichtszunahme findet man typischerweise bei welcher Erkrankung?

- ☐ A) Hyperthyreose
- ☐ B) Malabsorptionssyndrom
- ☐ C) Phäochromozytom
- ☐ D) Morbus Addison
- ☐ E) Keine Aussage ist richtig

46. Was stimmt für Ödeme?

1. Typisch ist eine Dellenbildung nach Fingerdruck
2. Sekundär fibrosierte Ödeme hinterlassen keine Dellenbildung nach Fingerdruck
3. Ein Myxödem hinterläßt keine Dellenbildung nach Fingerdruck
4. Ödeme sind pathologische Einlagerungen in den intrazellulären Bereich
5. Generalisierte Ödeme treten nach einem postthrombotischen Syndrom auf

- ☐ A) Nur die Aussagen 1, 2, 3 und 4 sind richtig
- ☐ B) Nur die Aussagen 1, 2 und 3 sind richtig
- ☐ C) Nur die Aussagen 1 und 2 sind richtig
- ☐ D) Nur die Aussagen 1 und 3 sind richtig
- ☐ E) Alle Aussagen sind richtig

47. Bei einem Patienten besteht ein Verdacht auf Tuberkulose. Welche wegweisende Untersuchung ist notwendig?

- ☐ A) Sonographie
- ☐ B) Röntgenthorax
- ☐ C) Urinstatus
- ☐ D) Computertomographie
- ☐ E) Transaminasen-Untersuchung

48. Welche Aussage stimmt nicht? Die Pathophysiologie einer Arteriosklerose geht mit welchem Vorgang einher?

- ☐ A) Proliferation (Wucherung) von Bindegewebs- und Muskelzellen
- ☐ B) Thrombosebildung
- ☐ C) Verkalkung
- ☐ D) Nekrose
- ☐ E) Hypertrophie

49. Welche Aussage stimmt für das Schubladenzeichen?

1. Verschieblichkeit des Unterschenkels gegenüber dem Oberschenkel
2. Entsteht beim Kreuzbandriß
3. Entsteht beim lateralen Seitenbandriß
4. Entsteht beim Meniskusriß
5. Wird getestet bei gestrecktem Bein

☐ A) Nur die Aussagen 1 und 2 sind richtig
☐ B) Nur die Aussagen 1, 2 und 5 sind richtig
☐ C) Nur die Aussagen 1 und 3 sind richtig
☐ D) Nur die Aussagen 1, 2 und 4 sind richtig
☐ E) Nur die Aussagen 1 und 5 sind richtig

50. Was stimmt nicht? Mit welchen Nebenwirkungen muß man im Notfall rechnen, wenn bei einem hypovolämischen Schock Plasmaexpander (Plasma-Ersatzstoffe aus körpereigenen oder synthetischen Eiweißstoffen) per Infusion gegeben werden?

☐ A) Anaphylaktischer Schock
☐ B) Erhöhte Viskosität
☐ C) Störung der Gerinnung durch Verdünnung
☐ D) Gefahr der Infektionsübertragung

51. Welche Infektionen können typischerweise durch nicht sterilisierte Akupunkturnadeln hervorgerufen werden?

1. AIDS
2. Hepatitis B
3. Malaria
4. Hämophilie
5. Tollwut

☐ A) Nur die Aussagen 1, 2, 3 und 4 sind richtig
☐ B) Nur die Aussagen 1, 2 und 3 sind richtig
☐ C) Nur die Aussagen 1 und 2 sind richtig
☐ D) Nur die Aussage 1 ist richtig
☐ E) Alle Aussagen sind richtig

52. Was trifft für Mumps (Parotitis epidemica) zu?

1. Behandlungsverbot für HP nach dem Bundesseuchengesetz
2. Erreger sind Bakterien
3. Komplikationen treten so gut wie nie auf
4. Eitrige Schwellung der Ohrspeicheldrüse
5. Meldepflichtig nach BSG

☐ A) Nur die Aussagen 1, 2, 3 und 4 sind richtig
☐ B) Nur die Aussagen 1 und 2 sind richtig
☐ C) Nur die Aussage 1 ist richtig
☐ D) Nur die Aussagen 1, 4 und 5 sind richtig
☐ E) Nur die Aussagen 2 und 3 sind richtig

53. Was trifft für die Cholelithiasis zu?

1. Gallensäure kann vermindert sein
2. Cholesterin kann erhöht sein
3. Kann zu einer Cholezystitis führen
4. Kontrazeptiva („Pille“) und Altersdiabetes können begünstigend wirken

☐ A) Nur die Aussagen 1, 2 und 3 sind richtig
☐ B) Nur die Aussagen 1 und 2 sind richtig
☐ C) Nur die Aussagen 2, 3 und 4 sind richtig
☐ D) Nur die Aussagen 2 und 4 sind richtig
☐ E) Alle Aussagen sind richtig

54. Welche Aussagen macht der Weberversuch bei Stimmgabelprüfungen zur Differentialdiagnostik zwischen Schalleitungs- und Schallempfindungsstörungen?

1. Bei einem Normalhörenden wird der Ton der Stimmgabel in der Kopfmitte gehört
2. Bei Schalleitungsstörungen (z. B. Otitis media) wird der Ton auf der gestörten Seite verstärkt gehört
3. Bei Schallempfindungsstörungen wird der Ton im besser hörenden Ohr verstärkt wahrgenommen
4. Beim Weberversuch wird die Stimmgabel auf das Mastoid (Warzenfortsatz) gesetzt
5. Heilpraktiker dürfen diese Untersuchungen nicht durchführen

☐ A) Nur die Aussagen 1, 2, 3 und 4 sind richtig
☐ B) Nur die Aussagen 1, 2 und 3 sind richtig
☐ C) Nur die Aussagen 1 und 2 sind richtig
☐ D) Nur die Aussagen 2 und 4 sind richtig
☐ E) Alle Aussagen sind richtig

55. Was ist das Karzinoid-Syndrom?

☐ A) Hormonell aktiver Tumor, der vorwiegend im Magen-Darm-Bereich auftritt und Serotonin produziert
☐ B) Meist gutartiger Tumor des Nebennierenmarks, der Adrenalin produziert
☐ C) Zerebraler Tumor, der ADH (antidiuretisches Hormon) produziert
☐ D) Wenn ein Tumor Metastasen überall im Körper setzt
☐ E) Gibt es nicht

56. Welche Aussagen über Morbus Crohn und Colitis ulcerosa sind richtig?

1. Morbus Crohn → Diarrhoe (Durchfall) selten blutig
2. Colitis ulcerosa → im akuten Schub Fieber oder subfebrile Temperaturen
3. Morbus Crohn → Pseudoappendizitis
4. Colitis ulcerosa → Extraintestinale Symptome sind selten
5. Morbus Crohn → Extraintestinale Symptome sind häufig

☐ A) Nur die Aussagen 1, 2 und 3 sind richtig
☐ B) Nur die Aussagen 1, 3 und 5 sind richtig
☐ C) Nur die Aussagen 2, 3 und 4 sind richtig
☐ D) Nur die Aussagen 3, 4 und 5 sind richtig
☐ E) Alle Aussagen sind richtig

57. Welcher Quadrant der weiblichen Brust ist am häufigsten von einem Karzinom bedroht?

☐ A) Oberer innerer Quadrant
☐ B) Oberer äußerer Quadrant
☐ C) Unterer innerer Quadrant
☐ D) Unterer äußerer Quadrant
☐ E) In allen vier Quadranten ungefähr gleich

58. Ein 18jähriger Sportler kommt nach einer anstrengenden Bergtour in Ihre Praxis: Belastungsdyspnoe, Inspektion ergibt leichtes Nachschleppen der linken Lungenhälfte, die Perkussion ist abgeschwächt. Welche Verdachtsdiagnose haben Sie?

☐ A) Überanstrengung, Patient soll sich ausruhen, vorsichtshalber Überweisung zum Internisten
☐ B) Bronchitis
☐ C) Pleuritis
☐ D) Pneumothorax
☐ E) Sarkoidose

59. Welche Befunde können Sie bei einer typischen Pneumonie erheben?

1. Husten mit rötlich-eitrigem Auswurf
2. Atemabhängige Thoraxschmerzen
3. Zyanose
4. Klopfschall hypersonor
5. Schüttelfrost

☐ A) Nur die Aussagen 1, 2, 3 und 5 sind richtig
☐ B) Nur die Aussagen 1, 2 und 5 sind richtig
☐ C) Nur die Aussagen 1 und 5 sind richtig
☐ D) Nur die Aussagen 3 und 5 sind richtig
☐ E) Alle Aussagen sind richtig

60. Bei welchen Erkrankungen kann ein kaffeesatzartiges Erbrechen auftreten?

1. Ösophagusvarizen
2. Ulkus ventriculi
3. Magenkarzinom
4. Colitis ulcerosa
5. Mechanischer Ileus

- ☐ A) Nur die Aussagen 1, 2, 3 und 4 sind richtig
- ☐ B) Nur die Aussagen 1, 2 und 3 sind richtig
- ☐ C) Nur die Aussagen 1 und 2 sind richtig
- ☐ D) Nur die Aussage 1 ist richtig
- ☐ E) Alle Aussagen sind richtig

Repetitorium VII

1. Patient hat eine Anämie aufgrund einer chronischen Blutung. Welcher Laborwert ist typisch?

☐ A) Hyperchrome Anämie, Mikrozytäre Anämie, Transferrinwert erhöht, Speichereisen erniedrigt
☐ B) Hypochrome Anämie, Mikrozytäre Anämie, Transferrinwert erhöht, Speichereisen erniedrigt
☐ C) Hypochrome Anämie, Makrozytäre Anämie, Transferrinwert erhöht, Speichereisen erniedrigt
☐ D) Hypochrome Anämie, Mikrozytäre Anämie, Transferrinwert erniedrigt, Speichereisen erniedrigt

2. Das Abklopfen der Lungen beim Patienten erfolgt möglichst immer in welcher Richtung?

☐ A) In Richtung der Lungenspitzen
☐ B) In Richtung der Lungenbasis
☐ C) In Richtung des Lungenhilus
☐ D) Hängt davon ab, in welcher Lage sich der Patient befindet

3. Das sog. Nachschleppen einer Lungenseite während der Atmung kann man bei welchen Erkrankungen beobachten?

1. Pneumothorax
2. Atelektase (kollabierte Alveolen durch Nichtbelüftung)
3. Pleuraerguß
4. Pneumonie
5. Emphysem

☐ A) Nur die Aussagen 1, 2, 3 und 4 sind richtig
☐ B) Nur die Aussagen 1, 2 und 3 sind richtig
☐ C) Nur die Aussagen 1 und 2 sind richtig
☐ D) Nur die Aussagen 3, 4 und 5 sind richtig
☐ E) Alle Aussagen sind richtig

4. Was wird üblicher weise bei der Inspektion eines Emphysematikers beobachtet?

1. Zyanose
2. Faßförmiger Thorax
3. Waagrecht verlaufende Rippen
4. Verstrichene Schlüßelbeingruben
5. Abgeschwächtes Atemgeräusch

☐ A) Nur die Aussagen 1, 2, 3 und 4 sind richtig
☐ B) Nur die Aussagen 1, 2 und 3 sind richtig
☐ C) Nur die Aussagen 1, 3 und 5 sind richtig
☐ D) Nur die Aussagen 2, 3 und 5 sind richtig
☐ E) Nur die Aussagen 3, 4 und 5 sind richtig

5. Bei welchen Erkrankungen kann ein oder können mehrere Lymphknoten mitbetroffen sein (Schwellung)?

1. Tuberkulose
2. Toxoplasmose
3. Magenkarzinom
4. Morbus Boeck (Sarkoidose)
5. Verschlußikterus

☐ A) Nur die Aussagen 1, 2, 3 und 4 sind richtig
☐ B) Nur die Aussagen 1, 2 und 3 sind richtig
☐ C) Nur die Aussagen 1 und 2 sind richtig
☐ D) Nur die Aussage 1 ist richtig
☐ E) Alle Aussagen sind richtig

6. Bei welchen Lungenerkrankungen läßt sich bei der Perkussion typischerweise eine Dämpfung feststellen?

1. Pneumonie
2. Pleuraerguß
3. Atelektase (kollabierte Alveolen durch Nichtbelüftung)
4. Pneumothorax
5. Emphysem

☐ A) Nur die Aussagen 1, 2, 3 und 4 sind richtig
☐ B) Nur die Aussagen 1, 2 und 3 sind richtig
☐ C) Nur die Aussagen 1 und 2 sind richtig
☐ D) Nur die Aussage 1 ist richtig
☐ E) Alle Aussagen sind richtig

7. Wer ist nach § 4 des BSG zur Meldung verpflichtet?

1. Der Heilpraktiker
2. Der Arzt
3. Die Hebamme
4. Der Kapitän auf Seeschiffen
5. Der Leiter eines Heimes für schwer erziehbare Jugendliche

☐ A) Nur die Aussagen 1, 2, 3 und 4 sind richtig
☐ B) Nur die Aussagen 1, 2 und 3 sind richtig
☐ C) Nur die Aussagen 1 und 2 sind richtig
☐ D) Nur die Aussage 2 ist richtig
☐ E) Alle Aussagen sind richtig

8. Vitamin D-Mangel führt im Säuglings- und Kleinkindalter zu einer Wachstumsstörung am Skelett
weil
Vitamin D den Einbau von Kalzium in die Knochengrundsubstanz fördert.

☐ A) Die Aussage 1 ist richtig, die Aussage 2 ist richtig, die Verknüpfung ist richtig
☐ B) Die Aussage 1 ist richtig, die Aussage 2 ist richtig, die Verknüpfung ist falsch
☐ C) Die Aussage 1 ist richtig, die Aussage 2 ist falsch
☐ D) Die Aussage 1 ist falsch, die Aussage 2 ist richtig
☐ E) Die Aussage 1 ist falsch, die Aussage 2 ist falsch

9. Welche Aussagen stimmen für Bakterien ?

1. Besitzen einen Zellkern wie bei der menschlichen Zelle
2. Sie vermehren sich geschlechtlich
3. Die Zellwand besteht hauptsächlich aus Murein, einer Substanz, die in menschlichen Zellen nicht vorkommt
4. Bakterien pflanzen sich normalerweise außerhalb der Zellen fort

☐ A) Nur die Aussagen 1 und 2 sind richtig
☐ B) Nur die Aussagen 2 und 3 sind richtig
☐ C) Nur die Aussagen 2 und 4 sind richtig
☐ D) Nur die Aussagen 3 und 4 sind richtig
☐ E) Alle Aussagen sind richtig

10. Welche Erkrankungen im BSG werden von Bakterien verursacht, die typische Sporenbilder sind?

1. Milzbrand
2. Gasödemerkrankung
3. Tetanus
4. Masern
5. Tollwut

☐ A) Nur die Aussagen 1, 2, 3 und 4 sind richtig
☐ B) Nur die Aussagen 1, 2 und 3 sind richtig
☐ C) Nur die Aussagen 1 und 2 sind richtig
☐ D) Nur die Aussagen 4 und 5 sind richtig
☐ E) Alle Aussagen sind richtig

11. Welche Symptome stimmen für das hyperglykämische Koma?

1. Heißhunger
2. Puls gut tastbar, tachykard
3. Haut feucht schweißig
4. Schnelle Entwicklung
5. Halbseitenparese

☐ A) Nur die Aussagen 1, 2, 3 und 4 sind richtig
☐ B) Nur die Aussagen 1, 2 und 3 sind richtig
☐ C) Nur die Aussagen 1 und 2 sind richtig
☐ D) Nur die Aussagen 4 und 5 sind richtig
☐ E) Alle Aussagen sind richtig

12. Welche Aussage zum Diabetiker-Typ sind richtig?

1. Diabetiker Typ I → seltener als der Typ II
2. Diabetiker Typ II → Mangel von Insulin durch Ausfall der B-Zellen
3. Diabetiker Typ I → Körperbau ist meist adipös
4. Diabetiker Typ II → Beginn schleichen
5. Diabetiker Typ I → Therapie: Diät, Insulingabe

☐ A) Nur die Aussagen 1, 2 und 3 sind richtig
☐ B) Nur die Aussagen 1, 4 und 5 sind richtig
☐ C) Nur die Aussagen 2, 3 und 4 sind richtig
☐ D) Nur die Aussagen 3, 4 und 5 sind richtig
☐ E) Alle Aussagen sind richtig

13. Was sind ACE-Hemmer?

☐ A) Medikamente, die die Umwandlung von Angiotensin I zum wirksamen Angiotensin II durch das Enzym ACE hemmen
☐ B) Medikamente, die eine vermehrte Wasserausscheidung verursachen
☐ C) Medikamente, die am Herzen positiv inotrop und negativ chronotrop wirken
☐ D) Medikamente, die die stimulierende Wirkung von Adrenalin hemmen
☐ E) Medikamente, die den Einstrom von Kalzium in die Muskelzelle hemmen

14. Der prähepatische Ikterus juckt in der Regel nicht weil beim prähepatischen Ikterus keine Gallensäuren im Blut erhöht sind.

☐ A) Die Aussage 1 ist richtig, die Aussage 2 ist richtig, die Verknüpfung ist richtig
☐ B) Die Aussage 1 ist richtig, die Aussage 2 ist richtig, die Verknüpfung ist falsch
☐ C) Die Aussage 1 ist richtig, die Aussage 2 ist falsch
☐ D) Die Aussage 1 ist falsch, die Aussage 2 ist richtig
☐ E) Die Aussage 1 ist falsch, die Aussage 2 ist falsch

15. Welche Erkrankungen können zu einer Hypotonie führen?

1. Hypothyreose
2. Morbus Addison
3. Sheehan-Syndrom (HVL-Unterfunktion)
4. Morbus Cushing
5. Diabetes mellitus

☐ A) Nur die Aussagen 1, 2, 3 und 4 sind richtig
☐ B) Nur die Aussagen 1, 2 und 3 sind richtig
☐ C) Nur die Aussagen 1 und 2 sind richtig
☐ D) Nur die Aussagen 4 und 5 sind richtig
☐ E) Alle Aussagen sind richtig

16. Was stimmt für die arterielle Embolie?

1. Kann im linken Herzen entstehen
2. Kann im rechten Herzen entstehen
3. Apoplex
4. Lungenembolie
5. Tiefe Beinvenenthrombose

☐ A) Nur die Aussagen 1, 3 und 4 sind richtig
☐ B) Nur die Aussagen 1 und 3 sind richtig
☐ C) Nur die Aussagen 1, 3 und 5 sind richtig
☐ D) Nur die Aussage 3 ist richtig
☐ E) Alle Aussagen sind richtig

17. Welcher BKS-Wert ist nicht im Bereich des Normalen?

☐ A) Mann, nach 1 Stunde: 16 mm
☐ B) Mann, nach 2 Stunden: 16 mm
☐ C) Frau, nach 1 Stunde: 6 mm
☐ D) Frau, nach 2 Stunden: 6 mm

18. Welche Schmerzcharakteristik ist typisch für Arthrosis deformans?

1. Fließende ziehende Schmerzen
2. Schmerz in Schüben
3. Belastungsschmerz
4. Schmerz bei Druck auf das Gelenk

☐ A) Nur die Aussagen 1 und 2 sind richtig
☐ B) Nur die Aussagen 1 und 4 sind richtig
☐ C) Nur die Aussagen 2 und 3 sind richtig
☐ D) Nur die Aussagen 3 und 4 sind richtig
☐ E) Alle Aussagen sind richtig

19. Was kann zu einer Bradykardie (Pulsschlag weniger als 60/min) führen?

1. Sportlerherz
2. Meditation
3. Hirndruck
4. Medikamente
5. Koronarstenose

☐ A) Nur die Aussagen 1, 2, 3 und 4 sind richtig
☐ B) Nur die Aussagen 1, 2 und 3 sind richtig
☐ C) Nur die Aussagen 1 und 2 sind richtig
☐ D) Nur die Aussagen 1, 4 und 5 sind richtig
☐ E) Alle Aussagen sind richtig

20. Welcher Herzfehler geht mit einem typischen rechts-links-Shunt einher?

☐ A) Duktus Botali
☐ B) Kammerseptumdefekt
☐ C) Vorhofseptumdefekt
☐ D) Fallot Tetralogie
☐ E) Aortenisthmusstenose

21. Ein 56jähriger männlicher Patient klagt seit ein paar Wochen über anfallsartig retrosternale Schmerzen, die immer wieder besser werden. Sie stellen eine Hypertonie und Tachykardie fest. Welche Verdachtsdiagnose haben Sie?

☐ A) Myokarditis
☐ B) Koronare Herzkrankheit
☐ C) Herzinsuffizienz
☐ D) Herzinfarkt
☐ E) Herzneurose

22. Was stimmt für die basophilen Granulozyten?

1. Linksverschiebung
2. Erhöht bei Parasitenbefall
3. Heparin, Serotonin, Histamin
4. Phagozytose
5. Spezifische Immunabwehr

☐ A) Nur die Aussagen 1, 2 und 3 sind richtig
☐ B) Nur die Aussagen 1 und 2 sind richtig
☐ C) Nur die Aussagen 1 und 3 sind richtig
☐ D) Nur die Aussage 3 ist richtig
☐ E) Nur die Aussagen 3, 4 und 5 sind richtig

23. Welche Komplikation ist am häufigsten bei der Parotitis epidemica zu befürchten?

☐ A) Lebervergößerung
☐ B) Ikterus
☐ C) Milzvergrößerung
☐ D) Pankreatitis
☐ E) Cholezystitis

24. Die sog. tanzende Patella ist typischerweise bei welcher Erkrankung zu beobachten?

☐ A) Ruptur der Sehne des vierköpfigen Schenkelstreckers
☐ B) Kreuzbandriß
☐ C) Seitenbandriß
☐ D) Fraktur des Schienenbeins
☐ E) Kniegelenkserguß

25. Was stimmt am ehestens für die Mitralklappenstenose?

☐ A) Vergrößerung der rechten Kammer
☐ B) Vergrößerung der linken Kammer
☐ C) Vergrößerung des rechten Vorhofes
☐ D) Vergrößerung des linken Vorhofes
☐ E) Keine Herzvergrößerung

26. Welche Antwort über das Krankheitsbild der Neurose ist richtig?

- ☐ A) Sie ist durch eine dramatische Einengung des Handlungsspielraums gekennzeichnet
- ☐ B) Sie geht regelmäßig mit einer grundlosen Heiterkeit einher
- ☐ C) Das Selbstwertgefühl des Patienten ist gemindert
- ☐ D) Häufig sind Wahnvorstellungen zu beobachten
- ☐ E) Melancholie

27. Das Blut bekommt seine rote Farbe durch seinen Anteil an Hämoglobin weil das Hämoglobin die Hauptaufgabe hat, Sauerstoff zu transportieren.

- ☐ A) Die Aussage 1 ist richtig, die Aussage 2 ist richtig, die Verknüpfung ist richtig
- ☐ B) Die Aussage 1 ist richtig, die Aussage 2 ist richtig, die Verknüpfung ist falsch
- ☐ C) Die Aussage 1 ist richtig, die Aussage 2 ist falsch
- ☐ D) Die Aussage 1 ist falsch, die Aussage 2 ist richtig
- ☐ E) Die Aussage 1 ist falsch, die Aussage 2 ist falsch

28. Welche Gefäße führen sauerstoffreiches Blut?

1. Truncus pulmonalis
2. Arteria pulmonalis
3. Vena cava
4. Vena pulmonalis
5. Arteria renalis

- ☐ A) Nur die Aussagen 1, 2, 3 und 4 sind richtig
- ☐ B) Nur die Aussagen 1, 3 und 4 sind richtig
- ☐ C) Nur die Aussagen 2 und 4 sind richtig
- ☐ D) Nur die Aussagen 4 und 5 sind richtig
- ☐ E) Nur die Aussage 5 ist richtig

29. Welche Aussage über das Blut ist nicht richtig?

- ☐ A) 99% der Blutzellen sind Erythrozyten
- ☐ B) Das Blutplasma ist der extrazelluläre Anteil des Blutes
- ☐ C) Das Blutserum ist der Teil des Blutes ohne Fibrinogen
- ☐ D) Blutplasma ist eine klare, gelbe Flüssigkeit
- ☐ E) Das unkonjungierte Bilirubin ist im Plasma an Albumine gebunden

30. Welche Aufgaben kennen Sie für die Milz?

1. Hämolyse
2. Eisenspeicher
3. Phagozytose
4. Blutspeicher
5. Bildung von Granulozyten

☐ A) Nur die Aussagen 1, 2, 3 und 4 sind richtig
☐ B) Nur die Aussagen 1, 2 und 3 sind richtig
☐ C) Nur die Aussagen 1 und 2 sind richtig
☐ D) Nur die Aussagen 1, 4 und 5 sind richtig
☐ E) Alle Aussagen sind richtig

31. Welche Arterie versorgt die Milz mit Sauerstoff?

☐ A) A. mesenterica superior (obere Mesenterialschlagader)
☐ B) A. mesenterica inferior (untere Mesenterialschlagader)
☐ C) Truncus coeliacus
☐ D) Truncus pulmonalis
☐ E) A. renalis

32. Welche Aufgabe besitzt die Thymusdrüse?

1. T-Lymphozytenprägung
2. B-Lymphozytenprägung
3. Produktion von Thymosin
4. Produktion von Monozyten
5. Phagozytose

☐ A) Nur die Aussagen 1, 2, 3 und 4 sind richtig
☐ B) Nur die Aussagen 1, 2 und 3 sind richtig
☐ C) Nur die Aussagen 1 und 3 sind richtig
☐ D) Nur die Aussage 2 ist richtig
☐ E) Alle Aussagen sind richtig

33. Welche Komplikationen kann eine Streptokokkenangina (Streptokokken der Gruppe A) nach sich ziehen?

1. Endokarditis
2. Glomerulonephritis
3. Rheumatisches Fieber
4. Sepsis
5. Scharlach

☐ A) Nur die Aussagen 1, 2, 3 und 4 sind richtig
☐ B) Nur die Aussagen 1, 4 und 5 sind richtig
☐ C) Nur die Aussagen 1 und 5 sind richtig
☐ D) Nur die Aussagen 2 und 3 sind richtig
☐ E) Alle Aussagen sind richtig

34. Bei einem Patienten haben Sie Schwierigkeiten die Reflexe auszulösen. Was tun Sie?

- ☐ A) Patient soll sich eine Minute lang auf der Liege entspannen, dann noch einmal versuchen
- ☐ B) Der Patient verschiebt die Hände ineinander, kurz vor Reflexschlag soll er die Hände kräftig auseinander ziehen
- ☐ C) Mehrmals versuchen
- ☐ D) Hat immer eine pathologische Bedeutung, zum Internisten schicken

35. Welche Aussage stimmt nicht? Welche Erkrankungen können durch eine Augenspiegelung erkannt werden?

- ☐ A) Grauer Star
- ☐ B) Hypertonie
- ☐ C) Diabetes mellitus
- ☐ D) Hirndrucksteigerung

36. Leukozyten werden an den Ort ihrer Wirkung durch bestimmte Stoffe angezogen
weil
alle Zellen des Blutes physiologisch in der Lage sind das Blutgefäß zu verlassen.

- ☐ A) Die Aussage 1 ist richtig, die Aussage 2 ist richtig, die Verknüpfung ist richtig
- ☐ B) Die Aussage 1 ist richtig, die Aussage 2 ist richtig, die Verknüpfung ist falsch
- ☐ C) Die Aussage 1 ist richtig, die Aussage 2 ist falsch
- ☐ D) Die Aussage 1 ist falsch, die Aussage 2 ist richtig
- ☐ E) Die Aussage 1 ist falsch, die Aussage 2 ist falsch

37. Was bezeichnet man als Hautanhangsgebilde?

1. Haare
2. Nägel
3. Schweißdrüsen
4. Ohrschmalzdrüse
5. Subkutis

- ☐ A) Nur die Aussagen 1, 2, 3 und 4 sind richtig
- ☐ B) Nur die Aussagen 1, 2 und 3 sind richtig
- ☐ C) Nur die Aussagen 1 und 2 sind richtig
- ☐ D) Nur die Aussage 1 ist richtig
- ☐ E) Alle Aussagen sind richtig

38. Welche Hauterkrankung findet sich vornehmlich an den Streckseiten der Gelenke?

- ☐ A) Akne
- ☐ B) Schmetterlingserythem
- ☐ C) Basaliom
- ☐ D) Psoriasis (Schuppenflechte)
- ☐ E) Neurodermitis

39. Welche der aufgeführten Symptome werden typischerweise bei einer Depression angetroffen?

1. Verminderte Konzentration und Aufmerksamkeit
2. Schuldgefühle
3. Schlafstörungen
4. Suizidgedanken
5. Gedankenlautwerden

- ☐ A) Nur die Aussagen 1, 2, 3 und 4 sind richtig
- ☐ B) Nur die Aussagen 1, 2 und 3 sind richtig
- ☐ C) Nur die Aussagen 3 und 4 sind richtig
- ☐ D) Nur die Aussagen 3, 4 und 5 sind richtig
- ☐ E) Alle Aussagen sind richtig

40. Welcher Pathomechanismus liegt dem anaphylaktischen Schock zugrunde?

- ☐ A) Verminderte Vasodilatation (Gefäßerweiterung)
- ☐ B) Histamin wird aus den Mastzellen geschüttet
- ☐ C) Adrenalin wird aus dem Nebennierenmark geschüttet
- ☐ D) Ausschüttung von Renin
- ☐ E) Gestörte Funktion des Kreislaufzentrums in der Medulla oblongata

41. Ein 45jähriger Landwirt, der sich auf die Rinderzucht spezialisiert hat, kommt zu Ihnen und berichtet über starkes Krankheitsgefühl mit Kopf- und Gliederschmerzen seit ein bis zwei Wochen. Das Fieber sei in Schüben gekommen. Bei der Untersuchung stellen sie deutlich eine Hepatosplenomegalie fest. Welche Verdachtsdiagnose haben Sie?

- ☐ A) AIDS
- ☐ B) Morbus Reiter
- ☐ C) Brucellose
- ☐ D) Malaria
- ☐ E) Mononukleose

42. Welche Erkrankungen werden durch Viren verursacht?

1. Mumps
2. Röteln
3. Mononukleose
4. Ringelröteln
5. Exanthema subitum (sog. »Dreitagefieber«)

- ☐ A) Nur die Aussagen 1, 2 und 3 sind richtig
- ☐ B) Nur die Aussagen 1 und 2 sind richtig
- ☐ C) Nur die Aussagen 1, 2 und 4 sind richtig
- ☐ D) Nur die Aussagen 1, 2, 3 und 5 sind richtig
- ☐ E) Alle Aussagen sind richtig

43. Welche Symptome sind bei einem Patienten mit Gallenstein im Duktus choledochus denkbar?

1. Unverträglichkeit von bestimmten Speisen
2. Druckschmerzhaftigkeit im rechten oberen Quadranten
3. Alkalische Phosphatase erhöht
4. Juckreiz
5. Schmerzausstrahlung in den Rücken

☐ A) Nur die Aussagen 1, 2, 3 und 4 sind richtig
☐ B) Nur die Aussagen 1, 2 und 4 sind richtig
☐ C) Nur die Aussagen 1, 3 und 5 sind richtig
☐ D) Nur die Aussagen 2, 4 und 5 sind richtig
☐ E) Alle Aussagen sind richtig

44. Welche Stoffe werden in der Bauchspeicheldrüse produziert und exokrin oder endokrin abgegeben?

1. Glukagon
2. Glukose
3. Bikarbonat
4. Proteinspaltende Enzyme
5. Phospholipide

☐ A) Nur die Aussagen 1, 2, 3 und 4 sind richtig
☐ B) Nur die Aussagen 1, 3 und 4 sind richtig
☐ C) Nur die Aussagen 1, 3 und 5 sind richtig
☐ D) Nur die Aussagen 2, 4 und 5 sind richtig
☐ E) Alle Aussagen sind richtig

45. Was stimmt über die vasovagale Synkope?

☐ A) Schwacher Puls
☐ B) Neurologische Schäden
☐ C) Stauungspapille
☐ D) Tachykardie
☐ E) Hypertonie

46. Die Herxheimer Reaktion...

☐ A) ... kann bei Viruserkrankungen auftreten
☐ B) ... ist eine Reaktion des Körpers mit Temperaturerhöhung und Krankheitsveschlimmerung auf frei werdende Bakterientoxine, durch Antiobiotikaeinnahme
☐ C) ... ist eine Komplikation des Herzinfarktes
☐ A) ... liegt dem anaphylaktischen Schock zugrunde

47. Was bezeichnet die Virulenz?

☐ A) Resistenz von bestimmten Viruserkrankungen
☐ B) Sterblichkeit bei Viruserkrankungen
☐ C) Grad der Aggressivität von Mikroorganismen
☐ D) Erkrankung nur möglich bei Immunschwäche
☐ E) Giftigkeit (Toxinbildung) von Viren

48. Ein Patient mit Herzinfarkt hat ein systolisches Herzgeräusch mit Maximum an der Herzspitze. Der Blutdruck sinkt rapide, die Herzfrequenz ist tachykard und schwach. Welche Infarktkomplikation könnte zugrunde liegen?

- ☐ A) Wandruptur mit Perikardtamponade
- ☐ B) Kammerflimmern
- ☐ C) Lungenödem
- ☐ D) Papillarmuskelabriß der Mitralklappe

49. Welche Inkubationszeit bei den folgenden Infektionskrankheiten ist nicht richtig?

- ☐ A) Scharlach → 2 bis 8 Tage
- ☐ B) Typhus → 1 bis 3 Wochen
- ☐ C) Tollwut → 3 Wochen bis 3 Monate
- ☐ D) Diphtherie → 1 bis 3 Wochen
- ☐ E) Ornithose → 1 bis 3 Wochen

50. Der beim Ikterus auftretende Juckreiz wird wodurch ausgelöst?

- ☐ A) Gallensäure
- ☐ B) Indirektes Bilirubin
- ☐ C) Direktes Bilirubin
- ☐ D) Phospholipide
- ☐ E) Spezielle Leberenzyme

51. Patient hat subfebrile Temperaturen, nächtliches Schwitzen, leichte Gewichtsabnahme. Welche Erkrankungen kommen differentialdiagnostisch in Betracht?

1. Tuberkulose
2. AIDS
3. Lymphogranulomatose
4. Mononukleose
5. Gonorrhoe

- ☐ A) Nur die Aussagen 1, 2, 3 und 4 sind richtig
- ☐ B) Nur die Aussagen 1, 2 und 3 sind richtig
- ☐ C) Nur die Aussagen 1 und 2 sind richtig
- ☐ D) Nur die Aussagen 2 und 5 sind richtig
- ☐ E) Alle Aussagen sind richtig

52. Was wird als erstes Stadium von Arthritis urica bezeichnet?

- ☐ A) Akuter Gichtanfall
- ☐ B) Chronische Gicht, z. B. irreversible Gelenkveränderungen
- ☐ C) Symptomloses Intervall zwischen zwei Gichtanfällen
- ☐ D) Asymptomatische Harnsäureerhöhung im Blut (Hyperurikämie)
- ☐ E) Bei Gicht werden keine Stadien unterschieden

53. Welche Erkrankungen können zu einer Obstipation führen?

1. Hypothyreose
2. Morbus Addison
3. Diabetes insipidus
4. Multiple Sklerose

☐ A) Nur die Aussagen 1, 2 und 3 sind richtig
☐ B) Nur die Aussagen 1 und 2 sind richtig
☐ C) Nur die Aussagen 1 und 3 sind richtig
☐ D) Nur die Aussagen 3 und 4 sind richtig
☐ E) Alle Aussagen sind richtig

54. Welche Aussage stimmt nicht bei einer Morphinvergiftung?

☐ A) Tachypnoe
☐ B) Hypothermie (Senkung der Körpertemperatur)
☐ C) Zyanose
☐ D) Miosis (Pupillenverengung)
☐ E) Areflexie

55. Welche Erkrankungen können zu einer nicht entzündlichen Aszites (Ansammlung von Flüssigkeit in der freien Bauchhöhle) führen?

1. Leberzirrhose
2. Pfortaderthrombose
3. Cor pulmonale
4. Nephrotisches Syndrom
5. Posthepatischer Ikterus

☐ A) Nur die Aussagen 1, 2, 3 und 4 sind richtig
☐ B) Nur die Aussagen 1, 2 und 3 sind richtig
☐ C) Nur die Aussagen 1 und 2 sind richtig
☐ D) Nur die Aussagen 1, 3 und 4 sind richtig
☐ E) Alle Aussagen sind richtig

56. Welche Aussage stimmt nicht? Typische Komplikationen bei Hämorrhoiden?

☐ A) Chronische Blutungsanämie
☐ B) Thrombose
☐ C) Maligne Entartung
☐ D) Inkarzeration (Einklemmung) der prolabierten Hämorrhoiden

57. Bei einer Glomerulonephritis kann es zu einem Absinken des Albumin-Spiegels im Blut kommen
weil
die Leber an der Erkrankung mit beteiligt ist.

☐ A) Die Aussage 1 ist richtig, die Aussage 2 ist richtig, die Verknüpfung ist richtig
☐ B) Die Aussage 1 ist richtig, die Aussage 2 ist richtig, die Verknüpfung ist falsch
☐ C) Die Aussage 1 ist richtig, die Aussage 2 ist falsch
☐ D) Die Aussage 1 ist falsch, die Aussage 2 ist richtig
☐ E) Die Aussage 1 ist falsch, die Aussage 2 ist falsch

58. Die Eustachische Röhre verbindet den oberen Rachenraum mit dem Mittelohr weil das Mittelohr direkten Zugang zum Warzenfortsatz hat.

- ☐ A) Die Aussage 1 ist richtig, die Aussage 2 ist richtig, die Verknüpfung ist richtig
- ☐ B) Die Aussage 1 ist richtig, die Aussage 2 ist richtig, die Verknüpfung ist falsch
- ☐ C) Die Aussage 1 ist richtig, die Aussage 2 ist falsch
- ☐ D) Die Aussage 1 ist falsch, die Aussage 2 ist richtig
- ☐ E) Die Aussage 1 ist falsch, die Aussage 2 ist falsch

59. Was gilt für das Zungenbein (os hyoideum)?

1. Ist gelenkig mit dem Unterkiefer verbunden
2. Liegt zwischen Unterkiefer und Oberkiefer
3. Ringknorpel
4. Liegt zwischen Kehlkopf und Unterkiefer
5. Der M. sternocleidomastoideus (Kopfwender) ist sehnig mit den Zungenbein verbunden

- ☐ A) Nur die Aussagen 1, 2, 3 und 5 sind richtig
- ☐ B) Nur die Aussagen 2, 3 und 5 sind richtig
- ☐ C) Nur die Aussagen 2 und 3 sind richtig
- ☐ D) Nur die Aussagen 4 und 5 sind richtig
- ☐ E) Nur die Aussage 4 ist richtig

60. Patient mit akutem Abdomen. Welche Erkrankungen können dazu führen?

1. Ulkus duodeni
2. Akuter Mesenterialarterienverschluß
3. Herzinfarkt
4. Colitis ulcerosa
5. Colon irritabile (Reizkolon)

- ☐ A) Nur die Aussagen 1, 2, 3 und 4 sind richtig
- ☐ B) Nur die Aussagen 1, 2 und 3 sind richtig
- ☐ C) Nur die Aussagen 1 und 2 sind richtig
- ☐ D) Nur die Aussagen 2 und 3 sind richtig
- ☐ E) Alle Aussagen sind richtig

Repetitorium VIII

1. Welche Erkrankung führt typischer weise zu sog. »Ölflecknägel«?

- ☐ A) Neurodermitis
- ☐ B) Psoriasis (Schuppenflechte)
- ☐ C) Lupus erythematodes
- ☐ D) Sklerodermie
- ☐ E) Ringelröteln

2. Was verstehen Sie unter autochthoner Rückenmuskulatur?

- ☐ A) M. erector spinae (Aufrichtmuskel der Wirbelsäule)
- ☐ B) M. gluteus (Gesäßmuskel)
- ☐ C) M. trapezius (großer Trapezmuskel)
- ☐ D) M. latisimus dorsi (Rückenmuskel)

3. Welche Aussage über die Ballaststoffe im Gastrointestinalbereich ist richtig?

1. Ballaststoffreiche Nahrung regt die Darmperistaltik an
2. Ein Ballaststoff der pflanzlichen Nahrung ist im wesentlichen Zellulose
3. Ballaststoffe werden auch in den Körper durch Resorption aufgenommen
4. Begünstigt Obstipation
5. Begünstigt verschiedene Erkrankungen des Magen-Darmtraktes

- ☐ A) Nur die Aussagen 1, 2, 3 und 4 sind richtig
- ☐ B) Nur die Aussagen 1, 2 und 3 sind richtig
- ☐ C) Nur die Aussagen 1 und 2 sind richtig
- ☐ D) Nur die Aussagen 4 und 5 sind richtig
- ☐ E) Alle Aussagen sind richtig

4. Welche Berufsgruppen müssen als Komplikation mit einer exogen-allergischen Alveolitis rechnen?

1. Farmer
2. Holzarbeiter
3. Vogelzüchter
4. Championzüchter

- ☐ A) Nur die Aussagen 1 und 2 sind richtig
- ☐ B) Nur die Aussagen 1 und 3 sind richtig
- ☐ C) Nur die Aussagen 2 und 3 sind richtig
- ☐ D) Nur die Aussagen 3 und 4 sind richtig
- ☐ E) Alle Aussagen sind richtig

5. Welche Symptome lassen sich normalerweise bei einer Glomerulonephritis nachweisen?

1. Proteinurie
2. Hämaturie
3. Erythrozytenzylinder
4. Immer Bluthochdruck
5. Dysurie

- ☐ A) Nur die Aussagen 1, 2, 3 und 4 sind richtig
- ☐ B) Nur die Aussagen 1, 2 und 3 sind richtig
- ☐ C) Nur die Aussagen 1, 2 und 5 sind richtig
- ☐ D) Nur die Aussagen 3, 4 und 5 sind richtig
- ☐ E) Alle Aussagen sind richtig

6. Welche Definition für das Kernig-Zeichen ist richtig?

- ☐ A) Unmöglichkeit der aktiven Streckung des Beins im Kniegelenk
- ☐ B) Unmöglichkeit der aktiven Hebung des gestreckten Beins
- ☐ C) Unmöglichkeit der aktiven Streckung des Beins in der Hüfte
- ☐ D) Kopf kann nicht angehoben werden, wenn Beine gestreckt sind
- ☐ E) Überstreckung des Rückens

7. Was sind die Grundprinzipien der Frakturbehandlung im Notfall?

1. Notruf
2. Offene Brüche steril abdecken
3. Evtl. Kühlung
4. Frakturstelle nicht bewegen
5. Stabile Seitenlage, wenn Patient bewußtlos

- ☐ A) Nur die Aussagen 1, 2, 3 und 4 sind richtig
- ☐ B) Nur die Aussagen 1, 2 und 3 sind richtig
- ☐ C) Nur die Aussagen 1 und 2 sind richtig
- ☐ D) Nur die Aussagen 1, 4 und 5 sind richtig
- ☐ E) Alle Aussagen sind richtig

8. Welche Erreger verursachen am häufigsten eine Tonsillitis?

- ☐ A) Bakterien
- ☐ B) Viren
- ☐ C) Protozoen
- ☐ D) Pilze
- ☐ E) Bakterien und Viren verursachen ungefähr zur Hälfte eine Tonsillitis

9. Welche Aussage stimmt für die Alzheimer-Krankheit?

1. Hirnatrophie
2. Euphorie oder Depression
3. Meist normales EEG (Elektroenzephalogramm)
4. Wird anhand von sog. Alzheimer-Degenerationsfibrillen in Nervenzellen diagnostiziert
5. Entzündlicher Prozeß

☐ A) Nur die Aussagen 1, 2, 3 und 4 sind richtig
☐ B) Nur die Aussagen 1, 2 und 3 sind richtig
☐ C) Nur die Aussagen 1 und 2 sind richtig
☐ D) Nur die Aussagen 1, 4 und 5 sind richtig
☐ E) Alle Aussagen sind richtig

10. Was stimmt für einen Hörsturz?

1. Psychischer Streß kann eine Ursache sein
2. Arteriosklerose kann eine Ursache sein
3. Mikroembolie kann eine Ursache sein
4. HWS-Erkrankungen können eine Ursache sein
5. Typisch sind Schwindelgefühle, Übelkeit und Erbrechen

☐ A) Nur die Aussagen 1, 2, 3 und 4 sind richtig
☐ B) Nur die Aussagen 1, 2 und 3 sind richtig
☐ C) Nur die Aussagen 1 und 2 sind richtig
☐ D) Nur die Aussagen 2 und 5 sind richtig
☐ E) Alle Aussagen sind richtig

11. Was ist das Sudeck-Syndrom?

☐ A) Knotige Vernarbung der Hohlhandsehne mit Beugekontraktur der Finger
☐ B) Daumenballenatrophie mit schmerzhaften Parästhesien der Hand und Finger
☐ C) Posttraumatisches HWS-Syndrom
☐ D) Durchblutungsstörungen einer verletzten Extremität mit Dystrophie und Atrophie der Weichteile und Knochen

12. Schwangere klagen häufig über Rückenschmerzen weil die Lendenlordose sich in der Schwangerschaft sehr stark ausprägt

☐ A) Die Aussage 1 ist richtig, die Aussage 2 ist richtig, die Verknüpfung ist richtig
☐ B) Die Aussage 1 ist richtig, die Aussage 2 ist richtig, die Verknüpfung ist falsch
☐ C) Die Aussage 1 ist richtig, die Aussage 2 ist falsch
☐ D) Die Aussage 1 ist falsch, die Aussage 2 ist richtig
☐ E) Die Aussage 1 ist falsch, die Aussage 2 ist falsch

13. Zu welchen Veränderungen kann es bei schwangeren Frauen kommen?

1. Depression
2. Psychosen
3. Diabetes
4. Proteinurie
5. Nach links verlagerter Herzspitzenstoß

☐ A) Nur die Aussagen 1, 2, 4 und 5 sind richtig
☐ B) Nur die Aussagen 1, 2 und 3 sind richtig
☐ C) Nur die Aussagen 1, 3 und 4 sind richtig
☐ D) Nur die Aussagen 3, 4 und 5 sind richtig
☐ E) Alle Aussagen sind richtig

14. Bei Säuglingen und Kleinkindern sollte immer eine Hals-Nasen-Ohren-Untersuchung durchgeführt werden
weil
Säuglinge und Kleinkinder leicht Entzündungen im Bereich des Rachens und im Mittelohr bekommen.

☐ A) Die Aussage 1 ist richtig, die Aussage 2 ist richtig, die Verknüpfung ist richtig
☐ B) Die Aussage 1 ist richtig, die Aussage 2 ist richtig, die Verknüpfung ist falsch
☐ C) Die Aussage 1 ist richtig, die Aussage 2 ist falsch
☐ D) Die Aussage 1 ist falsch, die Aussage 2 ist richtig
☐ E) Die Aussage 1 ist falsch, die Aussage 2 ist falsch

15. In welchem Knochenteil des Schädels liegt das Mittelohr?

☐ A) Im Stirnbein
☐ B) Im Hinterhauptbein
☐ C) Im Schläfenbein
☐ D) Im Scheitelbein
☐ E) Im Keilbein

16. Was stimmt für die unten aufgeführten Chromosomenabweichungen?

1. Down-Syndrom: 47 statt 46 Chromosomen
2. Klinefelter-Syndrom: 47 statt 46 Chromosomen
3. Turnersyndrom: 45 statt 46 Chromosomen

☐ A) Nur die Aussagen 1 und 2 sind richtig
☐ B) Nur die Aussagen 1 und 3 sind richtig
☐ C) Nur die Aussage 2 ist richtig
☐ D) Nur die Aussagen 3 ist richtig
☐ E) Alle Aussagen sind richtig

17. Welche Aussage stimmt nicht? Milzinfarkte können bei welchen Erkrankungen vorkommen:

☐ A) Endokarditis
☐ B) Mitralklappenfehler
☐ C) Sichelzellenanämie
☐ D) Thrombophlebitis
☐ E) Chronische myeloische Leukämie

18. Welche Aussage über die Blutgruppenverträglichkeit stimmt nicht?

- ☐ A) Empfänger mit Blutgruppe A kann Spenderblut (gewaschen oder ungewaschen) mit der Blutgruppe A oder O bekommen
- ☐ B) Empfänger mit Blutgruppe B kann Spenderblut (gewaschen oder ungewaschen) mit der Blutgruppe B oder O bekommen
- ☐ C) Empfänger mit Blutgruppe AB kann Spenderblut (gewaschen oder ungewaschen) mit der Blutgruppe AB, A, B oder O bekommen
- ☐ D) Empfänger mit Blutgruppe O kann Spenderblut (gewaschen oder ungewaschen) mit der Blutgruppe B oder O bekommen

19. Welche Aussage stimmt nicht? Folgende Ursachen können zu einem Leberabszeß führen:

- ☐ A) Sepsis
- ☐ B) Amöbenruhr
- ☐ C) Cholangitis (Entzündung der Gallenwege)
- ☐ D) Nach intraabdominalen Eingriffen
- ☐ E) Leberzirrhose

20. Welcher Erreger macht typischerweise keinen Durchfall?

- ☐ A) Rotaviren
- ☐ B) Shigellen
- ☐ C) Salmonellen
- ☐ D) Corynebakterium diphtheriae
- ☐ E) Bazillus anthracis

21. Welche Aussage über den akuten Glaukomanfall ist nicht richtig?

- ☐ A) Augenbindehaut gerötet
- ☐ B) Mydriasis (Pupille erweitert)
- ☐ C) Getrübte Hornhaut
- ☐ D) Netzhautablösung
- ☐ E) Übelkeit und Erbrechen

22. Welche Symptome sind typisch bei Hypothyreose?

1. Tachykardie
2. Gewichtsverlust
3. Gewichtszunahme
4. Exophthalmus
5. Myxödem

- ☐ A) Nur die Aussagen 1, 2 und 4 sind richtig
- ☐ B) Nur die Aussagen 2, 4 und 5 sind richtig
- ☐ C) Nur die Aussagen 3, 4 und 5 sind richtig
- ☐ D) Nur die Aussagen 3 und 4 sind richtig
- ☐ E) Nur die Aussagen 3 und 5 sind richtig

23. Ein pathologisch vermehrter Hämoglobinabbau führt zu einer vermehrten Bilirubinausscheidung weil eine Erhöhung des indirekten Bilirubins im Serum zu einer Gelbfärbung der Haut führen kann.

- ☐ A) Die Aussage 1 ist richtig, die Aussage 2 ist richtig, die Verknüpfung ist richtig
- ☐ B) Die Aussage 1 ist richtig, die Aussage 2 ist richtig, die Verknüpfung ist falsch
- ☐ C) Die Aussage 1 ist richtig, die Aussage 2 ist falsch
- ☐ D) Die Aussage 1 ist falsch, die Aussage 2 ist richtig
- ☐ E) Die Aussage 1 ist falsch, die Aussage 2 ist falsch

24. Welche Aussage stimmt für das Trommelfell?

1. Trennt Paukenhöhle mit äußerem Ohr
2. Ist lichtdurchlässig
3. Steigbügel ist angewachsen
4. Ist nach außen gewölbt

- ☐ A) Nur die Aussagen 1, 2 und 3 sind richtig
- ☐ B) Nur die Aussagen 1 und 2 sind richtig
- ☐ C) Nur die Aussage 1 ist richtig
- ☐ D) Nur die Aussagen 2 und 3 sind richtig
- ☐ E) Alle Aussagen sind richtig

25. Welcher Erkrankung ordnen Sie Herzfehlerzellen zu?

- ☐ A) Asthma bronchiale
- ☐ B) Herzinsuffizienz
- ☐ C) Lungenentzündung
- ☐ D) Cor pulmonale
- ☐ E) Herzinfarkt

26. Was stimmt am ehesten für Mundwinkelrhagaden?

- ☐ A) Vorkommen bei Niereninsuffizienz
- ☐ B) Vorkommen bei Psoriasis
- ☐ C) Vorkommen bei bestimmten Anämieformen
- ☐ D) Vorkommen bei Neurodermitis

27. Steigendes Risiko an Brustkrebs zu erkranken, diskutiert man für Frauen…

1. …die kinderlos sind, wenig Kinder haben oder sie „spät“ geboren haben
2. …die unter einer fibrozystischen Mastopathie leiden
3. …die an einer chronischen Hepatitis leiden
4. …die an einer chronischen Bronchitis leiden

- ☐ A) Nur die Aussagen 1 und 2 sind richtig
- ☐ B) Nur die Aussagen 2 und 3 sind richtig
- ☐ C) Nur die Aussagen 3 und 4 sind richtig
- ☐ D) Nur die Aussagen 1, 3 und 4 sind richtig
- ☐ E) Alle Aussagen sind richtig

28. Die essentielle arterielle Hypertonie kann keine renale Funktionseinschränkung verursachen weil die Niere den Blutdruck über das Renin-Aldosteron-Angiotensin-System regulieren kann

- ☐ A) Die Aussage 1 ist richtig, die Aussage 2 ist richtig, die Verknüpfung ist richtig
- ☐ B) Die Aussage 1 ist richtig, die Aussage 2 ist richtig, die Verknüpfung ist falsch
- ☐ C) Die Aussage 1 ist richtig, die Aussage 2 ist falsch
- ☐ D) Die Aussage 1 ist falsch, die Aussage 2 ist richtig
- ☐ E) Die Aussage 1 ist falsch, die Aussage 2 ist falsch

29. Welche Symptome stimmen für die endogene Depression?

1. Schuldwahn
2. Psychomotorische Störung
3. Denkhemmung

- ☐ A) Nur die Aussagen 1 und 2 sind richtig
- ☐ B) Nur die Aussagen 1 und 3 sind richtig
- ☐ C) Nur die Aussagen 2 und 3 sind richtig
- ☐ D) Keine Aussage ist richtig
- ☐ E) Alle Aussagen sind richtig

30. Wundrose – welche Aussage trifft zu?

- ☐ A) Verursacht durch Viren
- ☐ B) Verursacht durch Bakterien
- ☐ C) Verursacht durch Würmer
- ☐ D) Verursacht durch Protozoen
- ☐ E) Keine Infektionskrankheit

31. Bei einer tiefen Beinvenenthrombose am Oberschenkel ist welcher Befund zu erheben?

1. Ödembildung
2. Livide Verfärbung
3. Der Umfang nimmt zu
4. Schweregefühl in den Beinen
5. Intermittierendes Hinken

- ☐ A) Nur die Aussagen 1, 2 und 3 sind richtig
- ☐ B) Nur die Aussagen 1, 2 und 5 sind richtig
- ☐ C) Nur die Aussagen 1, 2, 3 und 4 sind richtig
- ☐ D) Nur die Aussagen 2, 3 und 4 sind richtig
- ☐ E) Alle Aussagen sind richtig

32. Ein männlicher Patient hat eine generalisierte, verbackene und kartoffelsackartige Lymphknotenschwellung, generalisierten Juckreiz, subfebrile Temperaturen, Gewichtsabnahme und Schmerzen nach dem Genuß von Alkohol.

☐ A) Mononukleose
☐ B) Diphtherie
☐ C) Chronische Leukämie
☐ D) Bösartige Lymphknotenerkrankung
☐ E) AIDS

33. Was kann bei einem Dickdarmkarzinom vorkommen?

1. Stuhlveränderungen
2. Gewichtsverlust
3. Petechien
4. Diabetes mellitus
5. Anämie

☐ A) Nur die Aussagen 1, 2, 4 und 5 sind richtig
☐ B) Nur die Aussagen 1, 2 und 5 sind richtig
☐ C) Nur die Aussagen 1, 2, 3 und 5 sind richtig
☐ D) Nur die Aussagen 2 und 4 sind richtig
☐ E) Alle Aussagen sind richtig

34. Was bedeutet Tetanus – Simultanimpfung?

☐ A) Aktive und passive Impfung gleichzeitig
☐ B) Tetanus- und Diphtherie-Impfung gleichzeitig
☐ C) Bakterien und Viren-Impfung gleichzeitig
☐ D) Toten- und Lebendimpfstoff gleichzeitig

35. Was sind die Aufgaben der Leber?

1. Speicherung von Zucker in Leberzellen
2. Bildung von Bluteiweißen
3. Speicherung von Vitamin K
4. Bildung von Lipasen
5. Bildung von Amylasen

☐ A) Nur die Aussagen 1, 2, 3 und 4 sind richtig
☐ B) Nur die Aussagen 1, 2 und 3 sind richtig
☐ C) Nur die Aussagen 1 und 2 sind richtig
☐ D) Nur die Aussagen 4 und 5 sind richtig
☐ E) Alle Aussagen sind richtig

36. Welche Aussage über die Sarkoidose (Morbus Boeck) ist nicht richtig?

☐ A) Viele Organe können erkrankt sein
☐ B) Kann zur einer Myokarditis führen
☐ C) Kann die Leber befallen
☐ D) Befällt die Lymphknoten im Mediastinum (Mittelfellraum)
☐ E) Krebserkrankung

37. Bei welcher Erkrankung sind Curschmann-Spiralen typisch?

☐ A) Linksherzinsuffizienz
☐ B) Divertikulose im Dickdarm
☐ C) Virale Gastroenteritis
☐ D) Allergische Bronchialerkrankungen
☐ E) Pankreatitis

38. Ein Patient klagt über Juckreiz am ganzen Körper. Was kommt als Ursache in Betracht?

1. Prähepatischer Ikterus
2. Intrahepatischer Ikterus
3. Posthepatischer Ikterus
4. Morbus Hodgkin
5. Psychisch bedingt

☐ A) Nur die Aussagen 1, 2 und 3 sind richtig
☐ B) Nur die Aussagen 2, 3, 4 und 5 sind richtig
☐ C) Nur die Aussagen 2 und 3 sind richtig
☐ D) Nur die Aussagen 2, 3 und 4 sind richtig
☐ E) Alle Aussagen sind richtig

39. Was ist typisch für Typhus?

1. Übertragung Tröpfcheninfektion
2. Inkubationszeit wenige Stunden
3. Anfangs Diarrhö
4. Typischer 4-wöchiger Verlauf
5. Splenomegalie

☐ A) Nur die Aussagen 1, 2, 3 und 4 sind richtig
☐ B) Nur die Aussagen 1, 3 und 4 sind richtig
☐ C) Nur die Aussagen 2, 3, 4 und 5 sind richtig
☐ D) Nur die Aussagen 4 und 5 sind richtig
☐ E) Alle Aussagen sind richtig

40. Wofür ist ein positiver hepatojugulärer Reflux beweisend?

☐ A) Leberzirrhose
☐ B) Thrombose der Lebervenen (Bud-Chiari-Syndrom)
☐ C) Linksherzinsuffizienz
☐ D) Rechtsherzinsuffizienz

41. Wo im Magen-Darm-Trakt befinden sich die Meckel-Divertikel?

☐ A) Im absteigenden Dickdarm
☐ B) Im aufsteigenden Dickdarm
☐ C) Im Rektum
☐ D) Im terminalen Ileum
☐ E) Im Duodenum

42. Welche Aussagen zum Nervensystem sind richtig?

1. Im Rückenmark liegt die graue Substanz innen und die weiße Substanz außen
2. Im Großhirn liegt die graue Substanz außen und die weiße Substanz innen
3. Der Balken verbindet das Großhirn mit dem Kleinhirn
4. Die graue Substanz des Gehirns sind die Nervenfasern
5. Die weiße Substanz des Gehirns sind die Nervenzellkörper

- ☐ A) Nur die Aussagen 1, 2, 3 und 4 sind richtig
- ☐ B) Nur die Aussagen 1 und 2 sind richtig
- ☐ C) Nur die Aussagen 1, 3 und 4 sind richtig
- ☐ D) Nur die Aussagen 2, 4 und 5 sind richtig
- ☐ E) Keine Aussage ist richtig

43. Eine häufige Folge von Adipositas ist die Manifestation eines Diabetes Typ II
weil
Adipositas zu einer gestörten Glukosetoleranz disponiert

- ☐ A) Die Aussage 1 ist richtig, die Aussage 2 ist richtig, die Verknüpfung ist richtig
- ☐ B) Die Aussage 1 ist richtig, die Aussage 2 ist richtig, die Verknüpfung ist falsch
- ☐ C) Die Aussage 1 ist richtig, die Aussage 2 ist falsch
- ☐ D) Die Aussage 1 ist falsch, die Aussage 2 ist richtig
- ☐ E) Die Aussage 1 ist falsch, die Aussage 2 ist falsch

44. Wo werden die Antikörper hergestellt?

- ☐ A) Stammzelle
- ☐ B) Plasmazelle
- ☐ C) T-Lymphozyten
- ☐ D) Mastzelle
- ☐ E) T-Helferzellen

45. Welche Symptomatik kann sich bei einer Lungenembolie finden?

1. Angst
2. Tachypnoe (schnelle Atmung)
3. Gestaute Halsvenen
4. Bradykardie
5. Hypertonie

- ☐ A) Nur die Aussagen 1, 2, 3 und 4 sind richtig
- ☐ B) Nur die Aussagen 1, 2 und 3 sind richtig
- ☐ C) Nur die Aussagen 1 und 2 sind richtig
- ☐ D) Nur die Aussagen 2, 4 und 5 sind richtig
- ☐ E) Alle Aussagen sind richtig

46. Welche Erkrankung gilt nicht als atopisch?

☐ A) Urtikaria
☐ B) Quincke-Ödem
☐ C) Neurodermitis
☐ D) Morbus Raynaud
☐ E) Heuschnupfen

47. Welche Ursachen zum Auslösen eines Brechreizes sind denkbar?

1. Starke Dehnung des Magens
2. Berührung der Rachenschleimhaut
3. Reizung des Gleichgewichtsorgans
4. Optische Reize
5. Erhöhter Hirndruck

☐ A) Nur die Aussagen 1, 2 und 3 sind richtig
☐ B) Nur die Aussagen 1, 2, 4 und 5 sind richtig
☐ C) Nur die Aussagen 2, 3 und 5 sind richtig
☐ D) Nur die Aussagen 3 und 4 sind richtig
☐ E) Alle Aussagen sind richtig

48. Welches Symptom paßt nicht zur Diagnose eines chronischen Cor pulmonale?

☐ A) Pathologische Steigerung des pulmonalen Venendrucks
☐ B) Pleuraerguß
☐ C) Aszites
☐ D) Dyspnoe
☐ E) Hepatojugulärer Reflux

49. Die Lobärpneumonie zeigt welche Diagnosezeichen?

1. Stimmfremitus verstärkt
2. Feuchte Rasselgeräusche
3. Klopfschall gedämpft
4. Giemen – Pfeifen – Brummen
5. Atemgeräusch verstärkt

☐ A) Nur die Aussagen 1, 2, 3 und 5 sind richtig
☐ B) Nur die Aussagen 1, 3 und 4 sind richtig
☐ C) Nur die Aussagen 1, 4 und 5 sind richtig
☐ D) Nur die Aussagen 2, 3 und 4 sind richtig
☐ E) Alle Aussagen sind richtig

50. Welche Faktoren werden für das Entstehen eines Bronchialkarzinoms verantwortlich gemacht?

1. Rauchen
2. Umweltverschmutzung
3. Radioaktive Stoffe
4. Berufsbedingte Noxen (z. B. Asbest)

☐ A) Nur die Aussagen 1, 2 und 3 sind richtig
☐ B) Nur die Aussagen 1 und 2 sind richtig
☐ C) Nur die Aussage 1 ist richtig
☐ D) Nur die Aussagen 3 und 4 sind richtig
☐ E) Alle Aussagen sind richtig

51. Ein Patient kommt zu Ihnen mit Herzgeräuschen. Welche anamnestischen Angaben sind für Sie wichtig?

1. Nykturie (nächtliches Wasserlassen)
2. Nächtliches Husten
3. Gestaute Halsvenen
4. Bluthusten
5. Atemnot bei Belastung

- ☐ A) Nur die Aussagen 1, 2, 3 und 5 sind richtig
- ☐ B) Nur die Aussagen 1, 2 und 3 sind richtig
- ☐ C) Nur die Aussagen 1, 2 und 5 sind richtig
- ☐ D) Nur die Aussage 4 ist richtig
- ☐ E) Alle Aussagen sind richtig

52. Ab wann ist normaler Weise ein Kleinkind in der Lage einen Zwei-Wort-Satz zu sprechen?

- ☐ A) 9 bis 12 Monate
- ☐ B) Ab dem 2. Lebensjahr
- ☐ C) Ab dem 3. Lebensjahr
- ☐ D) Ab dem 4. Lebensjahr

53. Welche Mengenangaben sind richtig?

1. Auf einen Teelöffel passen 1 ml
2. Auf einen Teelöffel passen 5 ml
3. Auf einen Eßlöffel passen 5 ml
4. Auf einen Eßlöffel passen 10 ml
5. Auf einen Eßlöffel passen 15 ml

- ☐ A) Nur die Aussagen 1 und 3 sind richtig
- ☐ B) Nur die Aussagen 1 und 4 sind richtig
- ☐ C) Nur die Aussagen 1 und 5 sind richtig
- ☐ D) Nur die Aussagen 2 und 3 sind richtig
- ☐ E) Nur die Aussagen 2 und 5 sind richtig

54. Eine Mutter kann eine Rötelninfektion auf ihr ungeborenes Kind übertragen, wenn sie in ihrer Kindheit (im 8. Lebensjahr) schon ein Mal an Röteln erkrankt ist weil bei einer Infektion an Röteln die Viren in den Zellen über Jahre persistieren können

- ☐ A) Die Aussage 1 ist richtig, die Aussage 2 ist richtig, die Verknüpfung ist richtig
- ☐ B) Die Aussage 1 ist richtig, die Aussage 2 ist richtig, die Verknüpfung ist falsch
- ☐ C) Die Aussage 1 ist richtig, die Aussage 2 ist falsch
- ☐ D) Die Aussage 1 ist falsch, die Aussage 2 ist richtig
- ☐ E) Die Aussage 1 ist falsch, die Aussage 2 ist falsch

55. Wo sind die Roseolen beim Typhus meistens lokalisiert?

- ☐ A) An den Oberschenkeln
- ☐ B) An den Extremitäten
- ☐ C) Im Gesicht
- ☐ D) Auf der Bauchhaut
- ☐ E) Am Rücken

56. Ein Schildzeckenbiß (und auch deren Larven) wird meist sofort erkannt weil der Biß einer Schildzecke meist zu einer FSME führt.

- ☐ A) Die Aussage 1 ist richtig, die Aussage 2 ist richtig, die Verknüpfung ist richtig
- ☐ B) Die Aussage 1 ist richtig, die Aussage 2 ist richtig, die Verknüpfung ist falsch
- ☐ C) Die Aussage 1 ist richtig, die Aussage 2 ist falsch
- ☐ D) Die Aussage 1 ist falsch, die Aussage 2 ist richtig
- ☐ E) Die Aussage 1 ist falsch, die Aussage 2 ist falsch

57. Gestaute Halsvenen können auf welche Erkrankung hinweisen?

1. Panzerherz (Perikarditis calcarea)
2. Verdrängung im Mediastinum
3. Linksherzinsuffizienz
4. Rechtsherzinsuffizienz
5. Obstruktive bzw. restriktive Lungenerkrankungen

- ☐ A) Nur die Aussagen 1, 2, 3 und 4 sind richtig
- ☐ B) Nur die Aussagen 1, 2 und 3 sind richtig
- ☐ C) Nur die Aussagen 1, 2, 4 und 5 sind richtig
- ☐ D) Nur die Aussagen 1, 3 und 4 sind richtig
- ☐ E) Alle Aussagen sind richtig

58. Welche Leukämieform ist im Kindesalter am häufigsten ?

- ☐ A) Akute lymphatische Leukämie (ALL)
- ☐ B) Akute myeloische Leukämie (AML)
- ☐ C) Chronische lymphatische Leukämie (CLL)
- ☐ D) Chronische myeloische Leukämie (CML)

59. Welcher Gehirnnerv hat zahlreiche Verästelungen in die Gesichtsmuskulatur, innerviert die Haut im Bereich der Ohrmuscheln und verschiedene Drüsen im Bereich des Kopfes?

- ☐ A) Nervus olfactorius
- ☐ B) Nervus vagus
- ☐ C) Nervus trigeminus
- ☐ D) Nervus facialis

60. Welcher Erreger verursacht keine Infektionskrankheit, die im Bundesseuchengesetz steht?

- ☐ A) Chlamydien
- ☐ B) Rickettsien
- ☐ C) Plasmodien
- ☐ D) Gonokokken

Repetitorium IX

1. Die Hepatitis B...

1. ...ist eine anerkannte Berufskrankheit des Krankenpflegepersonals
2. ...kann nach monatelanger Inkubationszeit inapparent verlaufen
3. ...heilt immer folgenlos aus
4. ...wird hauptsächlich in Kindergarten fäkal-oral übertragen
5. ...geht so gut wie nie in die chronische Form über.

☐ A) Nur die Aussagen 1, 2, 3 und 4 sind richtig
☐ B) Nur die Aussagen 1, 2 und 3 sind richtig
☐ C) Nur die Aussagen 1 und 2 sind richtig
☐ D) Nur die Aussagen 2 und 5 sind richtig
☐ E) Alle Aussagen sind richtig

2. Was stimmt für die Syphilis?

1. Erreger: Treponema pallidum
2. Der Primäraffekt ist typischerweise schmerzlos
3. Die Übertragung kann unter anderen durch Geschlechtsverkehr und Bluttransfusionen zustande kommen
4. Das Sekundärstadium (Lues II) ist nicht mehr ansteckungsfähig

☐ A) Nur die Aussagen 1, 2 und 3 sind richtig
☐ B) Nur die Aussagen 1 und 2 sind richtig
☐ C) Nur die Aussage 2 ist richtig
☐ D) Keine Aussagen ist richtig
☐ E) Alle Aussagen sind richtig

3. Die Salmonellen-Enteritis...

1. ...kann sowohl durch die Aufnahme von Toxinen in Nahrungsmitteln, als auch durch die Aufnahme von toxinbildenden Bakterien entstehen
2. ...kann als Erreger Salmonella enteritidis, als auch Salmonella thyphimurium haben
3. ...führt beim gesunden Erwachsenen erst ab einer signifikanten Keimzahl (10^5) zur Erkrankung
4. ...wird bevorzugt über Eier, Fleisch, Fisch und Milch übertragen
5. ...ist nach dem BSG bei Erkrankung und Tod zu melden

☐ A) Nur die Aussagen 1, 2, 3 und 4 sind richtig
☐ B) Nur die Aussagen 1, 2 und 3 sind richtig
☐ C) Nur die Aussagen 1 und 2 sind richtig
☐ D) Nur die Aussagen 3, 4 und 5 sind richtig
☐ E) Alle Aussagen sind richtig

4. Was ist zur Behandlung von Varizen geeignet?

1. Regelmäßige Bewegung
2. Das Tragen von Kompressionsstrümpfen
3. Das Vermeiden eng einschnürender Kleidung
4. Wärmebäder
5. Strenge Bettruhe

☐ A) Nur die Aussagen 1, 2, 3 und 4 sind richtig
☐ B) Nur die Aussagen 1, 2 und 3 sind richtig
☐ C) Nur die Aussagen 1 und 2 sind richtig
☐ D) Nur die Aussagen 2, 3 und 4 sind richtig
☐ E) Alle Aussagen sind richtig

5. Sie kommen zu einem Motorradunfall. Der Fahrer ist bei Bewußtsein und ansprechbar. Bei der Inspektion erkennen Sie eine geschlossene Unterschenkelfraktur. Was ist zu tun?

1. Stabile Seitenlage
2. Druckverband oberhalb der Fraktur
3. Den Patienten in der Rückenlage belassen
4. Die Frakturstelle sicher lagern

☐ A) Nur die Aussagen 1, 2 und 3 sind richtig
☐ B) Nur die Aussagen 1 und 4 sind richtig
☐ C) Nur die Aussagen 2 und 3 sind richtig
☐ D) Nur die Aussagen 3 und 4 sind richtig
☐ E) Alle Aussagen sind richtig

6. Welche Erste-Hilfe-Maßnahme ist bei Nasenbluten angezeigt?

☐ A) Kopf in den Nacken legen und mit einem warmen Nackenwickel unterstützen
☐ B) Gerinnungsförderndes Mittel injizieren
☐ C) Kopf nach vorne beugen und die Nasenflügel zusammenpressen
☐ D) Vitamin K spritzen
☐ E) Warme Wickel am Hals und evtl. auch im Gesicht

7. Was darf ein Patient mit Sprue zu sich nehmen?

1. Reis mit Mais
2. Kartoffeln mit Soja
3. Vegetarische Bratlinge aus Hirse
4. Vegetarische Bratlinge aus Roggen
5. Vollkornbrötchen

☐ A) Nur die Aussagen 1, 2 und 3 sind richtig
☐ B) Nur die Aussagen 1, 2 und 4 sind richtig
☐ C) Nur die Aussagen 2, 3 und 5 sind richtig
☐ D) Nur die Aussagen 2, 4 und 5 sind richtig
☐ E) Nur die Aussagen 3 und 4 sind richtig

8. Eine durch Nierensteine ausgelöste Harnleiterkolik zeigt folgende Symptome:

1. Wellenförmige Schmerzen
2. Schmerzausstrahlung in den Unterleib
3. Schmerzen im Rücken
4. Periphere Ödeme
5. Koterbrechen

☐ A) Nur die Aussagen 1, 2, 3 und 5 sind richtig
☐ B) Nur die Aussagen 1, 2 und 3 sind richtig
☐ C) Nur die Aussagen 1 und 2 sind richtig
☐ D) Nur die Aussagen 1 und 5 sind richtig
☐ E) Alle Aussagen sind richtig

9. Für die Kariesprophylaxe ist geeignet:

1. Regelmäßige Mundhygiene
2. Rohrzucker meiden
3. Einnahme von Fluoriden

☐ A) Nur die Aussagen 1 und 2 sind richtig
☐ B) Nur die Aussage 1 ist richtig
☐ C) Nur die Aussage 2 ist richtig
☐ D) Nur die Aussagen 2 und 3 sind richtig
☐ E) Alle Aussagen sind richtig

10. Welche Erkrankung ist nach dem BSG bei Erkrankung sowie Tod zu melden?

1. Diphtherie
2. Malaria
3. Morbus Weil
4. Humane spongiforme Enzephalopathie
5. Angeborene Toxoplasmose

☐ A) Nur die Aussagen 1, 2, 3 und 4 sind richtig
☐ B) Nur die Aussagen 1, 2 und 3 sind richtig
☐ C) Nur die Aussagen 1 und 5 sind richtig
☐ D) Nur die Aussagen 4 und 5 sind richtig
☐ E) Alle Aussagen sind richtig

11. Wie heißt die Erkrankung bei Überfunktion der mittleren Zone der Nebennierenrinde (Zona fasciculata)

☐ A) Morbus Addison
☐ B) Conn-Syndrom
☐ C) Cushing Syndrom
☐ D) Adrenogenitales Syndrom
☐ E) Phäochromozytom

12. Welche Komplikation ist typisch für eine Amöbenruhr?

☐ A) Leberabszeß
☐ B) Gehirnabszeß
☐ C) Lungenabszeß
☐ D) Anaphylaktischer Schock

13. Welche Symptome sind bei einer akuten Pyelonephritis nicht typisch?

1. Hypertonie
2. Männer sind häufiger betroffen als Frauen
3. Flankenschmerz
4. Hohes Fieber
5. Leukozytenzylinder um Urin

☐ A) Nur die Aussagen 1, 2, 3 und 4 sind richtig
☐ B) Nur die Aussagen 1, 2 und 3 sind richtig
☐ C) Nur die Aussagen 1 und 2 sind richtig
☐ D) Nur die Aussage 1 ist richtig
☐ E) Alle Aussagen sind richtig

14. Was stimmt für eine Schalleitungsstörung?

1. Tiefe Frequenzen lassen sich schlechter hören
2. Hohe Frequenzen lassen sich besser hören
3. Rinne-Versuch negativ
4. Beim Weberversuch ist der Ton auf der geschädigten Seite verstärkt zu hören

☐ A) Nur die Aussagen 1 und 4 sind richtig
☐ B) Nur die Aussagen 2 und 3 sind richtig
☐ C) Nur die Aussagen 2 und 4 sind richtig
☐ D) Keine der Aussagen ist richtig
☐ E) Alle Aussagen sind richtig

15. Welche Hauterkrankung ist in den Industrieländern am häufigsten?

☐ A) Neurodermitis
☐ B) Psoriasis
☐ C) Fischhaut
☐ D) Vitiligo (Scheckhaut)
☐ E) Akne vulgaris

16. Ursache eines akuten Cor pulmonale?

1. Chronische Bronchitis
2. Lungenfibrose
3. Mukoviszidose
4. Massive Lungenembolie
5. Schwerer Status asthmaticus

☐ A) Nur die Aussagen 1, 2 und 3 sind richtig
☐ B) Nur die Aussagen 1 und 2 sind richtig
☐ C) Nur die Aussage 1 ist richtig
☐ D) Nur die Aussagen 4 und 5 sind richtig
☐ E) Nur die Aussagen 1, 2, 4 und 5 sind richtig

17. Wann ist pCO_2 (Partialdruck von Kohlendioxid) im Serum erhöht?

☐ A) Hyperventilation
☐ B) Hypoventilation
☐ C) Vermehrte Harnsäureausscheidung
☐ D) Vermehrte saure Essensaufnahme
☐ E) Vermehrte basische Essensaufnahme

18. Ab welcher Zeit der Bettlägerigkeit muß man in der Regel mit der Entwicklung einer tiefen Beinvenenthrombose rechnen?

- ☐ A) 3–7 Stunden
- ☐ B) 4 Tage
- ☐ C) 10 Tage
- ☐ D) 14 Tage
- ☐ E) 3 Wochen

19. Patient zeigt folgenden Befund: Kein vollständiger Lidschluß auf der rechten Seite, Stirnrunzeln rechts nicht möglich, rechter Mundwinkel hängt leicht nach unten. Worum handelt es sich?

- ☐ A) Rückenmarksläsion
- ☐ B) Hirndrucksymptome
- ☐ C) Periphere Fazialisparese
- ☐ D) Trochlearisparese
- ☐ E) Zentrale Fazialisparese

20. Welche Aussagen zu der Multiplen Sklerose sind richtig?

1. Beginn vor allem im frühen Erwachsenenalter
2. Erkrankungsverlauf meist schubförmig
3. Erkrankung der weißen Substanz des ZNS
4. Blasenstörungen
5. Spastische Lähmungen

- ☐ A) Nur die Aussagen 1, 2, 3 und 4 sind richtig
- ☐ B) Nur die Aussagen 1, 3 und 5 sind richtig
- ☐ C) Nur die Aussagen 2, 3 und 4 sind richtig
- ☐ D) Nur die Aussagen 2, 4 und 5 sind richtig
- ☐ E) Alle Aussagen sind richtig

21. Welche Aussage zu Malpighi-Körperchen ist richtig?

- ☐ A) Rheumatoide Arthritis
- ☐ B) Asthma bronchiale
- ☐ C) Leber
- ☐ D) Niere
- ☐ E) Keine Aussage ist richtig

22. Welche Aussage für die Achondroplasie (erbliche Störung der Knorpelbildung) stimmt nicht?

- ☐ A) Sattelnase
- ☐ B) Becken stark nach vorne gekippt
- ☐ C) Hyperlordose der Lendenwirbelsäule
- ☐ D) Dreiecksform der Hand
- ☐ E) Schmorlscher Knoten

23. Komplikation einer Pleuritis sicca?

- ☐ A) Lungenembolie
- ☐ B) Pneumonie
- ☐ C) Pleuraschwarte
- ☐ D) Emphysem
- ☐ E) Keine Aussage ist richtig

24. Kreuzen Sie die Aufgaben des Parasympathikus an?

1. Pupillenerweiterung
2. Herztätigkeit beeinflussen
3. Aktivierung der Belegzellen
4. Erweiterung der Herzkranzgefäße
5. Verengung der Bronchien

☐ A) Nur die Aussagen 1, 2 und 4 sind richtig
☐ B) Nur die Aussagen 1, 2, 3 und 5 sind richtig
☐ C) Nur die Aussagen 2, 3 und 5 sind richtig
☐ D) Nur die Aussagen 2, 4 und 5 sind richtig
☐ E) Nur die Aussagen 2, 3, 4 und 5 sind richtig

25. Beim offenen Ductus Botali entsteht ein rechts-links-Shunt weil der Ductus Botali eine Verbindung zwischen Vena pulmonalis und Aorta darstellt.

☐ A) Die Aussage 1 ist richtig, die Aussage 2 ist richtig, die Verknüpfung ist richtig
☐ B) Die Aussage 1 ist richtig, die Aussage 2 ist richtig, die Verknüpfung ist falsch
☐ C) Die Aussage 1 ist richtig, die Aussage 2 ist falsch
☐ D) Die Aussage 1 ist falsch, die Aussage 2 ist richtig
☐ E) Die Aussage 1 ist falsch, die Aussage 2 ist falsch

26. Welche Erkrankungen werden von Zecken übertragen und können zu einer Gehirnhautentzündung führen?

1. FSME
2. Lyme-Borreliose
3. Meningokokken-Meningitis
4. Ornithose
5. Leptospirosen

☐ A) Nur die Aussagen 1, 2 und 4 sind richtig
☐ B) Nur die Aussagen 1 und 2 sind richtig
☐ C) Nur die Aussagen 1 und 5 sind richtig
☐ D) Nur die Aussagen 2, 3 und 4 sind richtig
☐ E) Nur die Aussagen 3, 4 und 5 sind richtig

27. Welche Verpflichtung hat der HP?

1. Residenzpflicht (muß in der Nähe der Praxis wohnen)
2. Fortbildungspflicht
3. Sorgfaltspflicht
4. Datenschutz
5. Mitglied in einem Berufsverband
6. Wirtschaftlichkeit

☐ A) Nur die Aussagen 1, 2, 3 und 4 sind richtig
☐ B) Nur die Aussagen 2, 3 und 4 sind richtig
☐ C) Nur die Aussagen 3, 4 und 5 sind richtig
☐ D) Nur die Aussagen 3, 4, 5 und 6 sind richtig
☐ E) Alle Aussagen sind richtig

28. Welche Infektionskrankheit ist im BSG § 45 zusätzlich aufgeführt?

- ☐ A) Masern
- ☐ B) Scharlach
- ☐ C) Influenza
- ☐ D) Mononukleose
- ☐ E) Röteln

29. Was tritt bei einer Hypokalzämie auf?

1. Tetanie
2. Trousseau-Zeichen nachweisbar
3. Katarakt
4. Polyurie
5. Magen-Darmgeschwüre

- ☐ A) Nur die Aussagen 1, 2 und 3 sind richtig
- ☐ B) Nur die Aussagen 1, 2 und 4 sind richtig
- ☐ C) Nur die Aussagen 1, 4 und 5 sind richtig
- ☐ D) Nur die Aussagen 2, 3 und 4 sind richtig
- ☐ E) Nur die Aussagen 4 und 5 sind richtig

30. Ein akuter Beinarterienverschluß hat folgende Symptome:

1. Bläuliche Verfärbung
2. Schmerzen
3. Kaum oder nicht tastbarer Puls
4. Blässe
5. Ödeme

- ☐ A) Nur die Aussagen 1, 2 und 3 sind richtig
- ☐ B) Nur die Aussagen 1, 3 und 5 sind richtig
- ☐ C) Nur die Aussagen 2, 3 und 4 sind richtig
- ☐ D) Nur die Aussagen 3, 4 und 5 sind richtig
- ☐ E) Alle Aussagen sind richtig

31. Was stimmt über schizophrene Patienten?

1. Es kann aufgrund von Geruchs- und Geschmackstäuschungen zur Essensverweigerung kommen.
2. Es sind auch Gefühlsausbrüche ohne erkennbaren Grund zu erwarten.
3. Der Heilpraktiker sollte versuchen, dem Patienten die Wahnideen auszureden.
4. Bei schizophrenen Patienten besteht die Möglichkeit einer sofortigen vorläufigen Unterbringung in einer psychiatrischen Klinik
5. Der Heilpraktiker sollte Gespräche behutsam von krankhaften Gedanken weg zu anderen Themen lenken, die mit seiner Krankheit wenig zu tun haben.

- ☐ A) Nur die Aussagen 1, 2, 4 und 5 sind richtig
- ☐ B) Nur die Aussagen 1, 3 und 4 sind richtig
- ☐ C) Nur die Aussagen 2, 3 und 5 sind richtig
- ☐ D) Nur die Aussagen 3, 4 und 5 sind richtig
- ☐ E) Alle Aussagen sind richtig

32. Welche Aussage ist nicht richtig? Das hirnorganische Syndrom (HOPS) bringt folgende Symptome hervor:

- ☐ A) Bewußtseinsstörungen
- ☐ B) Wahnideen und Halluzinationen
- ☐ C) Gedächtnisstörungen, geistige Verwirrtheit
- ☐ D) Schizophrenie

33. Die rheumatoide Arthritis führt zur Bildung von Granulationsgewebe (Rheumaknoten)
weil
die rheumatoide Arthritis mit einer bakteriellen Synovitis einher geht.

- ☐ A) Die Aussage 1 ist richtig, die Aussage 2 ist richtig, die Verknüpfung ist richtig
- ☐ B) Die Aussage 1 ist richtig, die Aussage 2 ist richtig, die Verknüpfung ist falsch
- ☐ C) Die Aussage 1 ist richtig, die Aussage 2 ist falsch
- ☐ D) Die Aussage 1 ist falsch, die Aussage 2 ist richtig
- ☐ E) Die Aussage 1 ist falsch, die Aussage 2 ist falsch

34. Eine 42jährige Patientin berichtet von nächtlichen schmerzhaften Parästhesien an beiden Händen und auch an den Unterarmen, die nach Bewegung allmählich nachlassen. Bei der Inspektion stellen Sie eine Daumenballenatrophie fest. Wie ist Ihre Verdachtsdiagnose?

- ☐ A) Rheumatoide Arthritis
- ☐ B) Morbus Raynaud
- ☐ C) Karpaltunnelsyndrom
- ☐ D) Morbus Boeck

35. Der Heilpraktiker muß die Erlaubnis des Patienten für eine intravenöse Injektion einholen
weil
eine intravenöse Injektion rechtlich eine Körperverletzung darstellt.

- ☐ A) Die Aussage 1 ist richtig, die Aussage 2 ist richtig, die Verknüpfung ist richtig
- ☐ B) Die Aussage 1 ist richtig, die Aussage 2 ist richtig, die Verknüpfung ist falsch
- ☐ C) Die Aussage 1 ist richtig, die Aussage 2 ist falsch
- ☐ D) Die Aussage 1 ist falsch, die Aussage 2 ist richtig
- ☐ E) Die Aussage 1 ist falsch, die Aussage 2 ist falsch

36. Welche Erkrankungen können von der Mutter auf den Fetus übertragen werden?

1. Röteln
2. AIDS
3. Lues
4. Toxoplasmose
5. Zytomegalie

☐ A) Nur die Aussagen 1, 2, 3 und 4 sind richtig
☐ B) Nur die Aussagen 1, 2 und 3 sind richtig
☐ C) Nur die Aussagen 1 und 2 sind richtig
☐ D) Nur die Aussagen 1 und 3 sind richtig
☐ E) Alle Aussagen sind richtig

37. Wie ist die richtige anatomische Aufteilung (Reihenfolge) des Gehirns vom Großhirn bis zum Rückenmark?

☐ A) Großhirn → Balken → Brücke → Zwischenhirn → Mittelhirn → Medulla oblongata
☐ B) Großhirn → Zwischenhirn → Stammhirn → Rückenmark
☐ C) Großhirn → Medulla oblongata → Stammhirn → Zwischenhirn
☐ D) Großhirn → Zwischenhirn → Mittelhirn → Medulla oblongata → Brücke

38. Ein 18jähriger männlicher Patient kommt zu Ihnen und berichtet über folgende Beschwerden: Kopfschmerzen, Schwindel, Atemnot vor allem bei Belastung, manchmal auch Brustschmerzen. Er berichtet weiter, daß er immer sehr kalte Füße und schwache Beine hätte. Bei der Inspektion stellen Sie Pulsationen im Halsbereich fest. Wie ist Ihre Verdachtsdiagnose?

☐ A) Aortenaneurysma
☐ B) Essentielle Hypertonie
☐ C) Koronarsklerose
☐ D) Aortenisthmusstenose
☐ E) Rechtsherzinsuffizienz

39. Funktion der Bluteiweiße Albumine?

☐ A) Aufrechterhaltung des Venendrucks
☐ B) Aufrechterhaltung der intrazellulären Flüssigkeit
☐ C) Aufrechterhaltung der extrazellulären Flüssigkeit
☐ D) Aufrechterhaltung des Plasmavolumens
☐ E) Aufrechterhaltung eines konstanten pH-Wertes

40. Bei einem Lungenemphysem ist das Lungenparenchym vermindert durchblutet weil ein Lungenemphysem zu einem chronischen Rechtsherzversagen führt.

- ☐ A) Die Aussage 1 ist richtig, die Aussage 2 ist richtig, die Verknüpfung ist richtig
- ☐ B) Die Aussage 1 ist richtig, die Aussage 2 ist richtig, die Verknüpfung ist falsch
- ☐ C) Die Aussage 1 ist richtig, die Aussage 2 ist falsch
- ☐ D) Die Aussage 1 ist falsch, die Aussage 2 ist richtig
- ☐ E) Die Aussage 1 ist falsch, die Aussage 2 ist falsch

41. Welche Komplikationen können bei einer lumbalen Wirbelfraktur auftreten?

1. Querschnittslähmung
2. Blasenlähmung
3. Peristaltiklähmungen des Magens
4. Herzstillstand
5. Zwerchfellähmung

- ☐ A) Nur die Aussagen 1, 2, 3 und 4 sind richtig
- ☐ B) Nur die Aussagen 1 und 2 sind richtig
- ☐ C) Nur die Aussagen 1, 3 und 4 sind richtig
- ☐ D) Nur die Aussage 1 ist richtig
- ☐ E) Alle Aussagen sind richtig

42. Wann denken Sie an eine maligne Entartung bei einem Nävus?

1. Blauschwarze Verfärbung
2. Ulzeration
3. Juckreiz und Schmerzen
4. Entstehung einer höckrigen Oberfläche
5. Zunahme der Pigmentierung

- ☐ A) Nur die Aussagen 1, 2, 3 und 4 sind richtig
- ☐ B) Nur die Aussagen 1, 2 und 3 sind richtig
- ☐ C) Nur die Aussagen 1 und 2 sind richtig
- ☐ D) Nur die Aussage 1 ist richtig
- ☐ E) Alle Aussagen sind richtig

43. Das Babinski-Zeichen ist bei Säuglingen physiologisch vorhanden weil das Babinski-Zeichen auf eine Schädigung der Pyramidenbahn hinweist

- ☐ A) Die Aussage 1 ist richtig, die Aussage 2 ist richtig, die Verknüpfung ist richtig
- ☐ B) Die Aussage 1 ist richtig, die Aussage 2 ist richtig, die Verknüpfung ist falsch
- ☐ C) Die Aussage 1 ist richtig, die Aussage 2 ist falsch
- ☐ D) Die Aussage 1 ist falsch, die Aussage 2 ist richtig
- ☐ E) Die Aussage 1 ist falsch, die Aussage 2 ist falsch

44. Was sagt die BOH für die Heilpraktiker aus?

- ☐ A) Die BOH ist ein übergeordneter Verband von 6 großen Heilpraktikerverbänden
- ☐ B) Die BOH stellt eine Berufsordnung für Heilpraktiker mit Rechtsverbindlichkeit dar
- ☐ C) Die BOH stellt eine Berufsordnung für Heilpraktiker ohne Rechtsverbindlichkeit dar
- ☐ D) Die BOH ist die 3. DVO zum Gesetz über die Vereinheitlichung des Gesundheitswesens
- ☐ E) Die BOH regelt die allgemeinen Richtlinien zur Hygiene, Desinfektion und Sterilisation

45. Ein Kind hat Fieber, Konjunktivitis, Husten und Schnupfen, in der Mundschleimhaut kalkspritzartige Flecken. Wie ist Ihre Verdachtsdiagnose?

- ☐ A) Masern
- ☐ B) Scharlach
- ☐ C) Diphtherie
- ☐ D) Pfeiffersches Drüsenfieber
- ☐ E) Röteln

46. Welche Faktoren sind für das Entstehen einer Lungenembolie denkbar?

1. Bettlägerigkeit
2. Pille (Antikonzeptiva)
3. Rauchen
4. Arteriosklerose
5. Varizen an den Beinen

- ☐ A) Nur die Aussagen 1, 2, 3 und 4 sind richtig
- ☐ B) Nur die Aussagen 1, 2 und 3 sind richtig
- ☐ C) Nur die Aussagen 1, 3, 4 und 5 sind richtig
- ☐ D) Nur die Aussagen 1, 4 und 5 sind richtig
- ☐ E) Alle Aussagen sind richtig

47. Was stimmt für die Immunität bei Mumps?

- ☐ A) Lebenslang
- ☐ B) Dauert einige Jahre
- ☐ C) Dauert einige Monate
- ☐ D) Keine Immunität

48. Bei welchen Krankheiten kann es zu einer Eisenmangelanämie kommen?

1. Resorptionsstörung durch Atrophie der Darmschleimhaut
2. Streng vegetarische Ernährung
3. Kugelzellenanämie
4. Chronische Blutungen
5. Gastritis Typ A

- ☐ A) Nur die Aussagen 1, 2 und 4 sind richtig
- ☐ B) Nur die Aussagen 1, 2, 4 und 5 sind richtig
- ☐ C) Nur die Aussagen 1 und 4 sind richtig
- ☐ D) Nur die Aussagen 2 und 4 sind richtig
- ☐ E) Alle Aussagen sind richtig

49. Krankheiten mit plötzlichen Oberbauchschmerzen, Übelkeit und Erbrechen sind häufig. An welche Krankheiten müssen Sie differentialdiagnostisch denken?

1. Gallenkolik
2. Nierenkolik
3. Pankreatitis
4. Herzinfarkt
5. Glaukom

☐ A) Nur die Aussagen 1, 2 und 3 sind richtig
☐ B) Nur die Aussagen 1, 2 und 4 sind richtig
☐ C) Nur die Aussagen 2, 3 und 4 sind richtig
☐ D) Nur die Aussagen 3, 4 und 5 sind richtig
☐ E) Alle Aussagen sind richtig

50. Welche Erkrankungen sind laut BSG meldepflichtig bei Verdacht, Erkrankung und Tod?

1. Tollwut
2. Typhus
3. Poliomyelitis
4. Tetanus
5. Meningitis

☐ A) Nur die Aussagen 1, 2, 3 und 4 sind richtig
☐ B) Nur die Aussagen 1, 2 und 3 sind richtig
☐ C) Nur die Aussagen 1 und 3 sind richtig
☐ D) Nur die Aussagen 1, 2 und 5 sind richtig
☐ E) Alle Aussage sind richtig

51. Die Eisenspeicherkrankheit (Hämochromatose) kann zu einer Leberzirrhose führen
weil
die Eisenspeicherkrankheit durch eine gesteigerte Eisenresorption aus dem Darm entsteht.

☐ A) Die Aussage 1 ist richtig, die Aussage 2 ist richtig, die Verknüpfung ist richtig
☐ B) Die Aussage 1 ist richtig, die Aussage 2 ist richtig, die Verknüpfung ist falsch
☐ C) Die Aussage 1 ist richtig, die Aussage 2 ist falsch
☐ D) Die Aussage 1 ist falsch, die Aussage 2 ist richtig
☐ E) Die Aussage 1 ist falsch, die Aussage 2 ist falsch

52. Ein 35jähriger männlicher Patient klagt über Schmerzen in den Hüften und an den beiden Achillessehnen. Dazu kommt ein Gefühl der Thoraxstarre. Wie ist Ihre Verdachtsdiagnose?

☐ A) Wirbelkörpermetastasen
☐ B) Ischialgie
☐ C) Rachitis
☐ D) Morbus Bechterew
☐ E) Morbus Parkinson

53. Was kann ein Jucken am ganzen Körper verursachen?

1. Prähepatischer Ikterus
2. Posthepatischer Ikterus
3. Psychose
4. Diabetes mellitus
5. Pankreaskopfkarzinom

- ☐ A) Nur die Aussagen 1, 2, 4 und 5 sind richtig
- ☐ B) Nur die Aussagen 1, 2 und 3 sind richtig
- ☐ C) Nur die Aussagen 1, 2 und 4 sind richtig
- ☐ D) Nur die Aussagen 2, 3, 4 und 5 sind richtig
- ☐ E) Alle Aussagen sind richtig

54. Welche Krankheiten können aufgrund einer Pankreaserkrankung entstehen?

1. Diabetes mellitus
2. Gicht
3. Sprue
4. Malabsorptionssyndrom
5. Maldigestionssyndrom

- ☐ A) Nur die Aussagen 1, 3 und 4 sind richtig
- ☐ B) Nur die Aussagen 1 und 5 sind richtig
- ☐ C) Nur die Aussagen 2, 3 und 4 sind richtig
- ☐ D) Nur die Aussagen 2 und 4 sind richtig
- ☐ E) Nur die Aussagen 2 und 5 sind richtig

55. Die Erregung des Herzens geht aus von:

- ☐ A) AV-Knoten
- ☐ B) Sinusknoten
- ☐ C) HIS-Bündel
- ☐ D) Purkinje-Fasern
- ☐ E) Tawara-Schenkel

56. Was kann zur Arteriosklerose führen?

1. Nikotinabusus
2. Hypertonie
3. Psychischer Streß
4. Diabetes mellitus
5. Antigen-Antikörper-Komplexe

- ☐ A) Nur die Aussagen 1, 2, 4 und 5 sind richtig
- ☐ B) Nur die Aussagen 1, 3 und 4 sind richtig
- ☐ C) Nur die Aussagen 2, 3 und 4 sind richtig
- ☐ D) Nur die Aussagen 2, 4 und 5 sind richtig
- ☐ E) Alle Aussagen sind richtig

57. Was stimmt für die Cholelithiasis?

1. Vorkommen vor allem bei Männern
2. Courvoisier-Zeichen positiv
3. Führt immer zu einem Ikterus
4. Steht in Verbindung mit Pankreaskopfkarzinom
5. Es gibt auch Verläufe mit Strumabildung

- ☐ A) Nur die Aussagen 1, 2 und 4 sind richtig
- ☐ B) Nur die Aussagen 1, 3 und 5 sind richtig
- ☐ C) Nur die Aussagen 2 und 4 sind richtig
- ☐ D) Keine Aussagen ist richtig
- ☐ E) Alle Aussagen sind richtig

58. Die hormonelle Produktion (Unter- oder Überfunktion) der Niere kann zu welchen Erkrankungen führen?

1. Bluthochdruck
2. Stammfettsucht
3. Anämie
4. Osteoporose
5. Hypotonie

- ☐ A) Nur die Aussagen 1 und 3 sind richtig
- ☐ B) Nur die Aussagen 1, 2 und 4 sind richtig
- ☐ C) Nur die Aussagen 1, 2 und 5 sind richtig
- ☐ D) Nur die Aussagen 1, 3 und 4 sind richtig
- ☐ E) Alle Aussagen sind richtig

59. Leichte chronische Sickerblutung im oberen gastrointestinalen Bereich zeigen sich wie?

- ☐ A) Hellroter Stuhl
- ☐ B) Dunkelroter Stuhl
- ☐ C) Okkultes Blut
- ☐ D) Teerstuhl
- ☐ E) Blutig-schleimig

60. Eine Verschiebung des Herzens nach rechts oben infolge eines Zwerchfellhochstandes durch einen geblähten Magen kann zu Angina pectoris-Beschwerden führen
weil
der Magenfundus mit dem Zwerchfell fest verwachsen ist

- ☐ A) Die Aussage 1 ist richtig, die Aussage 2 ist richtig, die Verknüpfung ist richtig
- ☐ B) Die Aussage 1 ist richtig, die Aussage 2 ist richtig, die Verknüpfung ist falsch
- ☐ C) Die Aussage 1 ist richtig, die Aussage 2 ist falsch
- ☐ D) Die Aussage 1 ist falsch, die Aussage 2 ist richtig
- ☐ E) Die Aussage 1 ist falsch, die Aussage 2 ist falsch

Repetitorium X

1. Mögliche Ursachen einer chronischen Pyelonephritis. Welche Aussage stimmt nicht?

- ☐ A) Schwangerschaft
- ☐ B) Diabetes mellitus
- ☐ C) Rheumatisches Fieber
- ☐ D) Prostatahyperplasie
- ☐ E) Querschnittslähmung

2. Der Rheumafaktor bei Patienten mit Morbus Bechterew ist meist positiv weil der Rheumafaktor einen Antigen-Antikörper-Komplex darstellt.

- ☐ A) Die Aussage 1 ist richtig, die Aussage 2 ist richtig, die Verknüpfung ist richtig
- ☐ B) Die Aussage 1 ist richtig, die Aussage 2 ist richtig, die Verknüpfung ist falsch
- ☐ C) Die Aussage 1 ist richtig, die Aussage 2 ist falsch
- ☐ D) Die Aussage 1 ist falsch, die Aussage 2 ist richtig
- ☐ E) Die Aussage 1 ist falsch, die Aussage 2 ist falsch

3. Zu welcher Augenschicht gehört die Iris (Regenbogenhaut)?

- ☐ A) Netzhaut
- ☐ B) Aderhaut
- ☐ C) Lederhaut
- ☐ D) Hornhaut
- ☐ E) Bindehaut

4. Bei der Aortenisthmusstenose findet man eine Linksherzhypertrophie weil die Aortenisthmusstenose eine Verengung im absteigenden Teil des Aortenbogens darstellt.

- ☐ A) Die Aussage 1 ist richtig, die Aussage 2 ist richtig, die Verknüpfung ist richtig
- ☐ B) Die Aussage 1 ist richtig, die Aussage 2 ist richtig, die Verknüpfung ist falsch
- ☐ C) Die Aussage 1 ist richtig, die Aussage 2 ist falsch
- ☐ D) Die Aussage 1 ist falsch, die Aussage 2 ist richtig
- ☐ E) Die Aussage 1 ist falsch, die Aussage 2 ist falsch

5. Welche Krankheit vermuten Sie bei den Symptomen Brillenhämatom und Blutungen aus Ohr und Nase ?

- ☐ A) Commotio
- ☐ B) Contusio
- ☐ C) Compressio
- ☐ D) Schädelbasisbruch
- ☐ E) Intrazerebrale Blutungen

6. Der Schellongtest ist aussagefähig für welche Erkrankungen?

- ☐ A) Zerebrale Durchblutungsstörungen
- ☐ B) AVK
- ☐ C) Thrombosen
- ☐ D) Arteriosklerose
- ☐ E) Hypertonie

7. Wie sieht die richtige Abfolge einer Reanimation bei der Ein-Helfer-Methode aus?

□ A) Atemwege freimachen, 15 x beatmen, 2 x Herzdruckmassage
□ B) Atemwege freimachen, 2 x beatmen, 15 x Herzdruckmassage
□ C) Atemwege freimachen, 2 x beatmen, 10 x Herzdruckmassage
□ D) Atemwege freimachen, 5 x beatmen, 1 x Herzdruckmassage
□ E) Atemwege freimachen, 1 x beatmen, 5 x Herzdruckmassage

8. Symptome eines Karpaltunnelsyndrom können sein?

1. Kompression des N. ulnaris
2. Vor allem die ersten drei Finger sind betroffen
3. Schmerzen meist nachts
4. Zuerst sensible, dann motorische Störungen
5. Durchblutungsstörung

□ A) Nur die Aussagen 1, 2 und 4 sind richtig
□ B) Nur die Aussagen 1, 3 und 5 sind richtig
□ C) Nur die Aussagen 2, 3 und 4 sind richtig
□ D) Nur die Aussagen 2, 3, 4 und 5 sind richtig
□ E) Alle Aussagen sind richtig

9. Welches Vitamin ist für die Blutgerinnung notwendig?

□ A) Vitamin B
□ B) Vitamin C
□ C) Vitamin E
□ D) Vitamin K
□ E) Vitamin D

10. Eine Entzündung der Meckel-Divertikel läßt sich kaum von einer Wurmfortsatzentzündung unterscheiden weil die Meckel-Divertikel im terminalen Ileum bestehen.

□ A) Die Aussage 1 ist richtig, die Aussage 2 ist richtig, die Verknüpfung ist richtig
□ B) Die Aussage 1 ist richtig, die Aussage 2 ist richtig, die Verknüpfung ist falsch
□ C) Die Aussage 1 ist richtig, die Aussage 2 ist falsch
□ D) Die Aussage 1 ist falsch, die Aussage 2 ist richtig
□ E) Die Aussage 1 ist falsch, die Aussage 2 ist falsch

11. Was trifft beim Hämatokritwert zu?

□ A) Serum zu Zellvolumen
□ B) Blutzellen zu Plasmavolumen
□ C) Plasmavolumen zu Zellvolumen
□ D) Zellvolumen zu Zellplasma
□ E) Blutzellen zu Blutvolumen

12. Welches Symptom ist für die Vitamin B_{12}-Anämie am relevantesten?

☐ A) Mundwinkelrhagaden
☐ B) Bradykardie
☐ C) Taubheit der Hände und Füße
☐ D) Ikterus
☐ E) Tachykardie

13. Welchen Patienten erlauben Sie den Besuch der Sauna?

☐ A) Patient mit dekompensierter Herzinsuffizienz
☐ B) Patient mit Cor pulmonale
☐ C) Symptomloser Patient mit Herzinfarkt vor einem Jahr
☐ D) Asthma cardiale
☐ E) Rechtsherzinsuffizienz mit Stauungssymptomen

14. Ein Ihnen bekannter Diabetiker kippt in Ihrer Praxis bewußtlos um. Zuvor war er durch ein aggressives Verhalten aufgefallen. Was tun Sie?

1. Glucose oral zuführen
2. Glucose i. v. spritzen
3. Mitgeführtes Insulin spritzen
4. Venenzugang legen
5. Krankenhauseinweisung

☐ A) Nur die Aussagen 1, 4 und 5 sind richtig
☐ B) Nur die Aussagen 2, 4 und 5 sind richtig
☐ C) Nur die Aussagen 3, 4 und 5 sind richtig
☐ D) Nur die Aussagen 3 und 5 sind richtig
☐ E) Nur die Aussage 5 ist richtig

15. Ab welcher Potenz darf Papaver somniferum verordnet werden?

☐ A) D2
☐ B) D4
☐ C) D6
☐ D) D8
☐ E) D10

16. Welche Komplikationen können bei einem Knochenbruch zu befürchten sein?

1. Fettembolie
2. Quetschung von Nerven und Muskeln
3. Hämatom
4. Schock
5. Lähmungen

☐ A) Nur die Aussagen 1, 2, 3 und 5 sind richtig
☐ B) Nur die Aussagen 1, 3 und 5 sind richtig
☐ C) Nur die Aussagen 2, 3 und 4 sind richtig
☐ D) Nur die Aussagen 3, 4 und 5 sind richtig
☐ E) Alle Aussagen sind richtig

17. Eitrige Verbände sind wie folgt zu entsorgen:

- ☐ A) Thermische Desinfektion, dann Hausmüll
- ☐ B) Ungesichert in den Hausmüll
- ☐ C) In Einweg-Sammelbehältnisse gesichert in den Hausmüll
- ☐ D) Sondermüll
- ☐ E) Krankenhausmüll

18. Welcher Trägerstoff wird für homöopathische Rezepte meist genommen?

- ☐ A) NaCl Lösung
- ☐ B) Ringerlösung
- ☐ C) Destilliertes Wasser
- ☐ D) Reiner Alkohol
- ☐ E) Aethanol-Wasser-Gemisch

19. Bei welcher Erkrankung ist die Bronchophonie verstärkt?

- ☐ A) Pneumonie
- ☐ B) Lungenemphysem
- ☐ C) Chronische Bronchitis
- ☐ D) Bronchiektasen
- ☐ E) Pneumothorax

20. Bei einer Überfunktion der Schilddrüse kann es zu welchen Symptomen kommen?

1. Hohe Blutdruckamplitude
2. Nierensteine
3. Hyperkalziämie
4. Feinschlägiger Tremor
5. Gefäßgeräusch über der Schilddrüse

- ☐ A) Nur die Aussagen 1, 2 und 3 sind richtig
- ☐ B) Nur die Aussagen 1, 2 und 5 sind richtig
- ☐ C) Nur die Aussagen 1, 4 und 5 sind richtig
- ☐ D) Nur die Aussagen 2, 3 und 4 sind richtig
- ☐ E) Nur die Aussagen 3, 4 und 5 sind richtig

21. Wie kann eine verlängerte Blutungszeit bestimmt werden?

- ☐ A) Quick-Test
- ☐ B) Thromboplastinzeit
- ☐ C) Blutungszeit
- ☐ D) Gerinnungszeit
- ☐ E) Ist nicht zu bestimmen

22. In einem mm^3 Blut befinden sich normalerweise wieviele Leukozyten?

- ☐ A) 150 000 – 300 000
- ☐ B) 4800 – 7500
- ☐ C) 4,2 Millionen – 5,4 Millionen
- ☐ D) 10 000 – 15 000
- ☐ E) 2800 – 4800

23. Was tun Sie bei einer stärkeren venösen Blutung an den Extremitäten als 1. Hilfe?

- ☐ A) Abbinden bis 120 Minuten
- ☐ B) Blutaufsaugende Watte auflegen
- ☐ C) Gefäß abklemmen
- ☐ D) Druckverband und Extremität hochlagern
- ☐ E) Abbinden und halbstündig lösen

24. Bei der Amyloidose sind die betroffenen Organe vergrößert, hart und konsistenzvermehrt weil bei der Amyloidose pathologische Glykoproteine in Form von Fibrillen im Interstitium abgelagert werden.

- ☐ A) Die Aussage 1 ist richtig, die Aussage 2 ist richtig, die Verknüpfung ist richtig
- ☐ B) Die Aussage 1 ist richtig, die Aussage 2 ist richtig, die Verknüpfung ist falsch
- ☐ C) Die Aussage 1 ist richtig, die Aussage 2 ist falsch
- ☐ D) Die Aussage 1 ist falsch, die Aussage 2 ist richtig
- ☐ E) Die Aussage 1 ist falsch, die Aussage 2 ist falsch

25. Ein Patient mit Druckvöllegefühl im Oberbauch sucht Sie auf. Bei der Palpation können Sie eine schmerzlose Gallenblase ertasten. An welche Erkrankung müssen Sie denken?

- ☐ A) Cholezystitis
- ☐ B) Cholangitis
- ☐ C) Ulkus duodeni
- ☐ D) Pankreaskopfkarzinom
- ☐ E) Magengeschwür

26. Sie werden zu einer alten Frau gerufen mit Stuhl- und Windverhalten und Meteorismus. Die Auskultation ergibt keine Darmgeräusche. Was vermuten Sie?

- ☐ A) Appendizitis
- ☐ B) Nierenkolik
- ☐ C) Darmpolypen
- ☐ D) Divertikulitis
- ☐ E) Paralytischer Ileus

27. Das Ebola-Fieber ist nach dem BSG meldepflichtig weil das Ebola-Fieber unter dem Begriff „virusbedingtes hämorrhagische Fieber" fällt.

- ☐ A) Die Aussage 1 ist richtig, die Aussage 2 ist richtig, die Verknüpfung ist richtig
- ☐ B) Die Aussage 1 ist richtig, die Aussage 2 ist richtig, die Verknüpfung ist falsch
- ☐ C) Die Aussage 1 ist richtig, die Aussage 2 ist falsch
- ☐ D) Die Aussage 1 ist falsch, die Aussage 2 ist richtig
- ☐ E) Die Aussage 1 ist falsch, die Aussage 2 ist falsch

28. Beim hypophysären Riesenwuchs kommt es zu einer Vergrößerung der Akren nach dem Wachstumsalter
weil
der hypophysäre Riesenwuchs durch eine TSH-Überproduktion bedingt ist

- ☐ A) Die Aussage 1 ist richtig, die Aussage 2 ist richtig, die Verknüpfung ist richtig
- ☐ B) Die Aussage 1 ist richtig, die Aussage 2 ist richtig, die Verknüpfung ist falsch
- ☐ C) Die Aussage 1 ist richtig, die Aussage 2 ist falsch
- ☐ D) Die Aussage 1 ist falsch, die Aussage 2 ist richtig
- ☐ E) Die Aussage 1 ist falsch, die Aussage 2 ist falsch

29. Was darf man bei einem Patienten, der Marcumar einnimmt, nicht tun?

1. Sonographie
2. Injektionen i. v.
3. Injektionen i.m.
4. Infusionen
5. Blutentnahmen

- ☐ A) Nur die Aussagen 2, 3, 4 und 5 sind richtig
- ☐ B) Nur die Aussagen 2, 3 und 4 sind richtig
- ☐ C) Nur die Aussagen 2 und 3 sind richtig
- ☐ D) Nur die Aussage 3 ist richtig
- ☐ E) Alle Aussagen sind richtig

30. Wann tritt die Kußmaul-Atmung typischerweise auf?

- ☐ A) Hypoglykämischer Schock
- ☐ B) Diabetisches Koma
- ☐ C) Leberkoma
- ☐ D) Hypothyreotisches Koma
- ☐ E) Anaphylaktischer Schock

31. Was sind die Spätfolgen von Diabetes mellitus?

1. Zehengangrän
2. Sehstörungen
3. Periphere Mangeldurchblutung
4. Pankreatitis
5. Leberzirrhose

- ☐ A) Nur die Aussagen 1, 2 und 3 sind richtig
- ☐ B) Nur die Aussagen 1 und 2 sind richtig
- ☐ C) Nur die Aussagen 1, 3 und 5 sind richtig
- ☐ D) Nur die Aussagen 2, 3 und 4 sind richtig
- ☐ E) Alle Aussagen sind richtig

32. Welches Hormon wird in der Nebenschilddrüse hergestellt?

- ☐ A) Parathormon
- ☐ B) Oxytocin
- ☐ C) Thyroxin
- ☐ D) MSH
- ☐ E) Aldosteron

33. Was ist eine Epidemie?

☐ A) Dauerverseuchung eines bestimmten Gebietes
☐ B) Gehäuftes Auftreten einer Infektion in einem bestimmten Gebiet
☐ C) Ausbreitung einer Infektion über Länder und Kontinente
☐ D) Verseuchung eines Gebietes mit hoher Letalität
☐ E) Ständiges Auftreten einer Infektion mit hoher Letalität

34. Welche Erkrankungen werden zum psychosomatischen Formenkreis gezählt?

1. Asthma bronchiale
2. Herzphobie
3. Reizmagen
4. Anorexia nervosa
5. Herzinfarkt

☐ A) Nur die Aussagen 1, 2, 3 und 4 sind richtig
☐ B) Nur die Aussagen 2, 3 und 4 sind richtig
☐ C) Nur die Aussagen 2 und 3 sind richtig
☐ D) Nur die Aussagen 3 und 4 sind richtig
☐ E) Alle Aussagen sind richtig

35. Welche Erkrankung kann nicht Überernährung als Ursache haben?

☐ A) Diabetes mellitus
☐ B) Gicht
☐ C) Gallenstein
☐ D) Ulkus ventriculi
☐ E) Hyperlipidämie

36. 56-jähriger männlicher Patient, vor zwei Wochen Urlaub in Thailand, jetzt Fieber, generalisierte Lymphknotenschwellung (kaum schmerzhaft), geschwollene Milz, Schwellung der Rachenmandel. Was vermuten Sie?

☐ A) Hepatitis
☐ B) Typhus
☐ C) Fleckfieber
☐ D) Malaria
☐ E) AIDS

37. Bei einer Poststreptokokkenglomerulonephritis kommt es häufig zu einer Hämaturie, Ödembildung und Hypertonie
weil
bei der Poststreptokokkenglomerulonephritis die Bakterien sich in den Glomeruli vermehren und so zu einer Entzündung führen.

- ☐ A) Die Aussage 1 ist richtig, die Aussage 2 ist richtig, die Verknüpfung ist richtig
- ☐ B) Die Aussage 1 ist richtig, die Aussage 2 ist richtig, die Verknüpfung ist falsch
- ☐ C) Die Aussage 1 ist richtig, die Aussage 2 ist falsch
- ☐ D) Die Aussage 1 ist falsch, die Aussage 2 ist richtig
- ☐ E) Die Aussage 1 ist falsch, die Aussage 2 ist falsch

38. Welches Gelenk muß nach einem Trauma schnell wieder bewegt werden?

- ☐ A) Kniegelenk
- ☐ B) Handgelenk
- ☐ C) Sprunggelenk
- ☐ D) Hüftgelenk
- ☐ E) Schultergelenk

39. Wie sind die Symptome bei Masern?

1. Koplik-Flecken
2. Periorale Blässe
3. Exanthem verläuft in Schüben, so daß zur gleicher Zeit Flecken, Knötchen und Bläschen vorhanden sind
4. Konjunktivitis
5. Kein Fieber

- ☐ A) Nur die Aussagen 1, 2 und 3 sind richtig
- ☐ B) Nur die Aussagen 1, 3 und 5 sind richtig
- ☐ C) Nur die Aussagen 1 und 4 sind richtig
- ☐ D) Nur die Aussagen 2 und 4 sind richtig
- ☐ E) Nur die Aussagen 3, 4 und 5 sind richtig

40. Beim Botulismus kommt es zu Nervenlähmungen
weil
das Toxin des Clostridium botulinum die Freisetzung von Acetylcholin hemmt.

- ☐ A) Die Aussage 1 ist richtig, die Aussage 2 ist richtig, die Verknüpfung ist richtig
- ☐ B) Die Aussage 1 ist richtig, die Aussage 2 ist richtig, die Verknüpfung ist falsch
- ☐ C) Die Aussage 1 ist richtig, die Aussage 2 ist falsch
- ☐ D) Die Aussage 1 ist falsch, die Aussage 2 ist richtig
- ☐ E) Die Aussage 1 ist falsch, die Aussage 2 ist falsch

41. Welche Inkubationszeiten sind richtig?

1. Masern: 10–14 Tage
2. Botulismus: 2–3 Wochen
3. Hepatitis A: 3–7 Tage
4. Influenza: 1–3 Tage
5. Lepra: 2–3 Wochen

☐ A) Nur die Aussagen 1, 2 und 3 sind richtig
☐ B) Nur die Aussagen 1 und 4 sind richtig
☐ C) Nur die Aussagen 2, 3 und 5 sind richtig
☐ D) Nur die Aussagen 3 und 4 sind richtig
☐ E) Nur die Aussagen 4 und 5 sind richtig

42. Welche Symptome können bei der Tuberkulose auftreten?

1. Leicht erhöhte Temperatur
2. Pleuritis exsudativa
3. Atemgeräusche auf der befallenen Seite abgeschwächt
4. Kann zur Meningitis führen
5. Gedämpfter Klopfschall auf der befallenen Seite

☐ A) Nur die Aussagen 1, 3 und 5 sind richtig
☐ B) Nur die Aussagen 2, 3 und 5 sind richtig
☐ C) Nur die Aussagen 3, 4 und 5 sind richtig
☐ D) Nur die Aussagen 3 und 5 sind richtig
☐ E) Alle Aussagen sind richtig

43. Bei Patienten mit Lungenfibrose kommt es häufig zum sog. Trommelschlegelfinger weil die Lungenfibrose zu einer Linksherzinsuffizienz führt.

☐ A) Die Aussage 1 ist richtig, die Aussage 2 ist richtig, die Verknüpfung ist richtig
☐ B) Die Aussage 1 ist richtig, die Aussage 2 ist richtig, die Verknüpfung ist falsch
☐ C) Die Aussage 1 ist richtig, die Aussage 2 ist falsch
☐ D) Die Aussage 1 ist falsch, die Aussage 2 ist richtig
☐ E) Die Aussage 1 ist falsch, die Aussage 2 ist falsch

44. 16-jährige weibliche Patientin hat Fieber und gerötete Mandeln. Die Hals- und axillären Lymphknoten sind geschwollen. Es besteht eine Milzschwellung und unter dem Mikroskop sind große deformierte Leukozyten zu sehen, Thrombozyten normal. Was vermuten Sie?

☐ A) Pfeiffersches Drüsenfieber
☐ B) Diphtherie
☐ C) Leukämie
☐ D) Scharlach
☐ E) Angina

45. Was versteht man unter Phäochromozytom?

☐ A) Erkrankung der Nierenmarks
☐ B) Erkrankung des Nebennierenrinde
☐ C) Erkrankung der Schilddrüse
☐ D) Erkrankung des Nebenschilddrüse
☐ E) Erkrankung der Nebennierenmarks

46. Was ist die häufigste Todesursache bei Influenza?

☐ A) Pneumonie
☐ B) Meningitis
☐ C) Enzephalitis
☐ D) Apoplex
☐ E) Myokarditis

47. Wie sind die Symptome bei Pfortaderhochdruck?

1. Ösophagusvarizen
2. Aszites
3. Vergrößerte Milz
4. Unterschenkelvarizen
5. Ikterus

☐ A) Nur die Aussagen 1, 2 und 3 sind richtig
☐ B) Nur die Aussagen 1, 3 und 5 sind richtig
☐ C) Nur die Aussagen 2, 4 und 5 sind richtig
☐ D) Nur die Aussagen 3 und 5 sind richtig
☐ E) Alle Aussagen sind richtig

48. Welches Gelenk ist bei einem akutem Gichtanfall vorzugsweise betroffen?

☐ A) Kniegelenk
☐ B) Schultergelenk
☐ C) Ellenbogengelenk
☐ D) Daumengrundgelenk
☐ E) Großzehengrundgelenk

49. Was ist Claudicatio intermittens?

☐ A) Schmerzen in Ruhe, die bei Bewegung besser werden
☐ B) Schmerzen beim Gehen einer Wegstrecke, in Ruhe Beschwerde frei
☐ C) Schmerzen bei Bewegung und in Ruhe
☐ D) Schmerzen am Anfang einer Wegstrecke, die allmählich besser werden
☐ E) Schmerzen bei großer Anstrengung

50. Beim Kimmelstiel-Wilson-Syndrom kommt es zu einer Gefäßschädigung der Niere weil das Kimmelstiel-Wilson-Syndrom eine Autoimmunerkrankung darstellt

- ☐ A) Die Aussage 1 ist richtig, die Aussage 2 ist richtig, die Verknüpfung ist richtig
- ☐ B) Die Aussage 1 ist richtig, die Aussage 2 ist richtig, die Verknüpfung ist falsch
- ☐ C) Die Aussage 1 ist richtig, die Aussage 2 ist falsch
- ☐ D) Die Aussage 1 ist falsch, die Aussage 2 ist richtig
- ☐ E) Die Aussage 1 ist falsch, die Aussage 2 ist falsch

51. Beim grauen Star kommt es zu einer Netzhautablösung weil beim grauen Star der Augeninnendruck erhöht ist

- ☐ A) Die Aussage 1 ist richtig, die Aussage 2 ist richtig, die Verknüpfung ist richtig
- ☐ B) Die Aussage 1 ist richtig, die Aussage 2 ist richtig, die Verknüpfung ist falsch
- ☐ C) Die Aussage 1 ist richtig, die Aussage 2 ist falsch
- ☐ D) Die Aussage 1 ist falsch, die Aussage 2 ist richtig
- ☐ E) Die Aussage 1 ist falsch, die Aussage 2 ist falsch

52. Wie groß ist ungefähr das inspiratorische Reservevolumen?

- ☐ A) 500 ml
- ☐ B) 1000 – 2000 ml
- ☐ C) 2000 – 3000 ml
- ☐ D) 3000 – 4000 ml
- ☐ E) Über 4000 ml

53. Was ist im Blut als erstes bei einer beginnenden Niereninsuffizienz erhöht?

- ☐ A) Harnstoff
- ☐ B) Harnsäure
- ☐ C) Kreatinin
- ☐ D) Kalium
- ☐ E) Natrium

54. Was ist eine Broteinheit?

- ☐ A) 1 Brötchen
- ☐ B) 1 Brot
- ☐ C) 12 g Kohlenhydrate
- ☐ D) 50 g Kohlenhydrate
- ☐ E) 100 g Kohlenhydrate

55. Wie ist der Blutzuckerwert nüchtern?

- ☐ A) 40 – 80 mg%
- ☐ B) 80 – 110 mg%
- ☐ C) 120 – 150 mg%
- ☐ D) 150 – 180 mg%
- ☐ E) 200 – 250 mg%

56. Wie ist der diastolische Grenzwert bei der arteriellen Hypertonie?

☐ A) 85 - 90 mmHg
☐ B) 90 – 95 mmHg
☐ C) 95 – 100 mmHg
☐ D) 100 – 105 mmHg
☐ E) 105 – 110 mmHg

57. Bei der hygienischen Händedesinfektion dürfen kontaminierte Hände erst nach ihrer Desinfektion mit Wasser und Seife gereinigt werden
weil
bei der hygienischen Händedesinfektion die Hände vollständig sterilisiert werden müssen.

☐ A) Die Aussage 1 ist richtig, die Aussage 2 ist richtig, die Verknüpfung ist richtig
☐ B) Die Aussage 1 ist richtig, die Aussage 2 ist richtig, die Verknüpfung ist falsch
☐ C) Die Aussage 1 ist richtig, die Aussage 2 ist falsch
☐ D) Die Aussage 1 ist falsch, die Aussage 2 ist richtig
☐ E) Die Aussage 1 ist falsch, die Aussage 2 ist falsch

58. Welche Ursachen sind für die Hypertonie denkbar?

1. In den meisten Fällen ist die Ursache unbekannt
2. Ursache kann ein Karzinom in der Nebennierenrinde sein
3. Ursache können Erkrankungen in der Niere sein
4. Ursache kann ein Tumor in der Hypophyse sein
5. Ursache kann Diabetes mellitus sein

☐ A) Nur die Aussagen 1, 2, 4 und 5 sind richtig
☐ B) Nur die Aussagen 1, 3 und 4 sind richtig
☐ C) Nur die Aussagen 2, 3 und 4 sind richtig
☐ D) Nur die Aussagen 2, 4 und 5 sind richtig
☐ E) Alle Aussagen sind richtig

59. Welche Aussage gilt für die Influenza?

1. Immungeschwächte und alte Menschen sollten geimpft werden
2. Die Inkubationszeit ist ca. 4 Wochen
3. Es gibt schwache bis manifeste Verläufe
4. Sie hinterläßt eine lebenslange Immunität
5. Die Übertragung erfolgt durch Tröpfcheninfektion

☐ A) Nur die Aussagen 1, 2, 4 und 5 sind richtig
☐ B) Nur die Aussagen 1, 3 und 5 sind richtig
☐ C) Nur die Aussagen 1, 2, 3 und 4 sind richtig
☐ D) Nur die Aussagen 3, 4 und 5 sind richtig
☐ E) Alle Aussagen sind richtig

60. Scharlach ist nach dem Bundesseuchengesetz meldepflichtig
weil
es beim Scharlach zu einem hell-rötlichen, gänsehautähnlichen Ausschlag kommt

- ☐ A) Die Aussage 1 ist richtig, die Aussage 2 ist richtig, die Verknüpfung ist richtig
- ☐ B) Die Aussage 1 ist richtig, die Aussage 2 ist richtig, die Verknüpfung ist falsch
- ☐ C) Die Aussage 1 ist richtig, die Aussage 2 ist falsch
- ☐ D) Die Aussage 1 ist falsch, die Aussage 2 ist richtig
- ☐ E) Die Aussage 1 ist falsch, die Aussage 2 ist falsch

LÖSUNGSSCHLÜSSEL

REPETITORIUM I

1. C
2. A
3. B
4. D
5. A
6. B
7. B
8. B
9. A
10. B
11. B
12. C
13. D
14. A
15. E
16. C
17. E
18. D
19. C
20. A
21. A
22. C
23. C
24. D
25. A
26. E
27. A
28. C
29. E
30. B
31. B
32. E
33. E
34. E
35. E
36. C
37. A
38. A
39. C
40. E
41. E
42. A
43. E
44. D
45. A
46. C
47. D
48. D
49. B
50. C
51. B
52. A
53. D
54. E
55. C
56. D
57. C
58. D
59. C
60. C

REPETITORIUM II

1. C
2. E
3. D
4. B
5. A
6. D
7. B
8. E
9. E
10. C
11. A
12. B
13. D
14. A
15. C
16. B
17. B
18. C
19. A
20. A
21. B
22. D
23. D
24. E
25. A
26. A
27. E
28. B
29. E
30. C
31. E
32. B
33. A
34. E
35. A
36. E
37. D
38. E
39. E
40. D
41. E
42. E
43. E
44. E
45. A
46. A
47. B
48. C
49. B
50. C
51. D
52. C
53. D
54. A
55. E
56. D
57. E
58. B
59. B
60. A

REPETITORIUM III

1. B
2. D
3. A
4. C
5. A
6. C
7. E
8. C
9. E
10. D
11. D
12. B
13. B
14. A
15. A
16. B
17. C
18. C
19. B
20. E
21. C
22. A
23. E
24. A
25. A
26. C
27. A
28. A
29. B
30. A
31. A
32. C
33. A
34. C
35. A
36. A
37. C
38. C
39. E
40. E
41. C
42. D
43. B
44. A
45. B
46. B
47. C
48. B
49. E
50. B
51. B
52. E
53. B
54. D
55. D
56. A
57. C
58. D
59. A
60. B

REPETITORIUM IV

1. C
2. D
3. E
4. A
5. C
6. E
7. E
8. B
9. C
10. C
11. A
12. D
13. A
14. D
15. B
16. A
17. B
18. E
19. B
20. A
21. B
22. B
23. D
24. E
25. B
26. C
27. D
28. C
29. B
30. B
31. C
32. D
33. E
34. A
35. B
36. A
37. D
38. C
39. B
40. E
41. C
42. C
43. D
44. C
45. A
46. D
47. A
48. D
49. C
50. D
51. A
52. C
53. B
54. D
55. A
56. A
57. E
58. B
59. C
60. C

REPETITORIUM V

1. B
2. D
3. B
4. E
5. C
6. C
7. C
8. A
9. B
10. E
11. B
12. E
13. D
14. A
15. A
16. C
17. D
18. B
19. D
20. D
21. A
22. D
23. B
24. A
25. D
26. C
27. E
28. B
29. A
30. B
31. E
32. A
33. C
34. E
35. B
36. E
37. E
38. E
39. B
40. D
41. A
42. A
43. A
44. C
45. B
46. B
47. E
48. B
49. A
50. C
51. D
52. B
53. D
54. E
55. E
56. A
57. C
58. E
59. C
60. E

REPETITORIUM VI

1. E
2. E
3. E
4. C
5. E
6. D
7. A
8. A
9. E
10. B
11. A
12. D
13. C
14. B
15. C
16. E
17. E
18. B
19. D
20. C
21. B
22. B
23. E
24. E
25. E
26. D
27. A
28. B
29. D
30. ~~B~~ A
31. D
32. E
33. B
34. C
35. E
36. D
37. E
38. A
39. D
40. E
41. C
42. D
43. A
44. C
45. E
46. B
47. B
48. E
49. A
50. B
51. D
52. C
53. A
54. B
55. A
56. E
57. B
58. D
59. A
60. B

REPETITORIUM VII

1. B
2. C
3. B
4. A
5. A
6. B
7. E
8. A
9. D
10. B
11. E
12. B
13. A
14. A
15. B
16. B
17. A
18. D
19. A
20. D
21. B
22. D
23. D
24. E
25. D
26. C
27. A
28. D
29. C
30. B
31. C
32. C
33. E
34. B
35. A
36. C
37. A
38. D
39. A
40. B
41. C
42. E
43. E
44. B
45. A
46. B
47. C
48. D
49. D
50. A
51. B
52. D
53. E
54. A
55. A
56. C
57. C
58. B
59. E
60. A

REPETITORIUM VIII

1. B
2. A
3. C
4. E
5. B
6. A
7. A
8. B
9. A
10. A
11. D
12. A
13. E
14. A
15. C
16. E
17. D
18. D
19. E
20. D
21. D
22. E
23. D
24. B
25. B
26. C
27. A
28. D
29. E
30. B
31. C
32. D
33. B
34. A
35. B
36. E
37. D
38. B
39. D
40. D
41. D
42. B
43. A
44. B
45. B
46. D
47. E
48. A
49. A
50. E
51. E
52. B
53. E
54. D
55. D
56. E
57. C
58. A
59. D
60. D

REPETITORIUM IX

1. C
2. A
3. A
4. B
5. D
6. C
7. A
8. B
9. E
10. E
11. C
12. A
13. C
14. E
15. E
16. D
17. B
18. B
19. C
20. E
21. D
22. E
23. C
24. C
25. E
26. B
27. B
28. E
29. A
30. C
31. A
32. D
33. C
34. C
35. A
36. E
37. B
38. D
39. D
40. B
41. B
42. E
43. B
44. C
45. A
46. B
47. A
48. A
49. E
50. B
51. A
52. D
53. D
54. B
55. B
56. E
57. D
58. A
59. C
60. C

REPETITORIUM X

1. C
2. E
3. B
4. A
5. D
6. A
7. B
8. D
9. D
10. A
11. E
12. C
13. C
14. B
15. B
16. E
17. C
18. E
19. A
20. C
21. C
22. B
23. D
24. A
25. D
26. E
27. A
28. C
29. D
30. B
31. A
32. A
33. B
34. A
35. D
36. E
37. C
38. E
39. C
40. A
41. B
42. E
43. C
44. A
45. E
46. A
47. A
48. E
49. B
50. C
51. E
52. C
53. C
54. C
55. B
56. B
57. C
58. E
59. B
60. B

Tabelle 1

chronologisch

Bundesseuchengesetz	1 Rep 1	
Suizidgefährdet	2 Rep 1	
Psychose, organische	3 Rep 1	
Arzneimittel	4 Rep 1	
Händedesinfektion, Einwirkzeit	5 Rep 1	
Bundesseuchengesetz, Ausscheider	6 Rep 1	
Ödeme, generalisierte	7 Rep 1	
Glomerulonephritis	8 Rep 1	
Pyelonephritis	9 Rep 1	
Vitamin D	10 Rep 1	
Chromosomen	11 Rep 1	
Bundesseuchengesetz, § 2	12 Rep 1	
Lymphknotenschwellung, generalisierte	13 Rep 1	
Hyperthyreose	14 Rep 1	
Piercing	15 Rep 1	W*
Atmung, nachschleppende	16 Rep 1	
Leberzirrhose	17 Rep 1	
Müdigkeit	18 Rep 1	
Hepatitis A, Übertragung	19 Rep 1	
Sympathikus	20 Rep 1	
AIDS	21 Rep 1	W*
Ohr, Gehörknöchelchen	22 Rep 1	
Vitamine, wasserlösliche	23 Rep 1	
Niere, Wasserhaushalt	24 Rep 1	
Niere, Primärharn	25 Rep 1	
Parasympathikus	26 Rep 1	
Netzhautablösung	27 Rep 1	
Halswirbel, erster	28 Rep 1	
Linksherzinsuffizienz	29 Rep 1	
Verschlußkrankheit, arterielle	30 Rep 1	
Mongolismus	31 Rep 1	
Herz, Nachbarorgane	32 Rep 1	
Heilpraktiker, Pflichten	33 Rep 1	
Schlafapnoesyndrom	34 Rep 1	W*
Pankreaskopfkarzinom	35 Rep 1	
Trommelschlegelfinger	36 Rep 1	
Iris	37 Rep 1	
Kehlkopf	38 Rep 1	
Nierenrinde	39 Rep 1	
Gleichgewichtsnerv	40 Rep 1	
Osteoporose, Ursachen	41 Rep 1	
Syndrom, nephrotisches	42 Rep 1	
Schamlippen	43 Rep 1	
Herz, Anatomie	44 Rep 1	
Ikterus	45 Rep 1	
Herzinsuffizienz	46 Rep 1	W*
Milz	47 Rep 1	
Liquor, cerebrospinalis	48 Rep 1	
Abszeß	49 Rep 1	
Hypokalzämie	50 Rep 1	
Nierenhilus	51 Rep 1	
Schock, anaphylaktischer	52 Rep 1	
Pankreatitis, akute	53 Rep 1	
Urämie	54 Rep 1	
Tuberkulinreaktion	55 Rep 1	W*
Hypophysenhinterlappen	56 Rep 1	
Desorientiertheit	57 Rep 1	
Metastasierung	58 Rep 1	
Blut im Stuhl	59 Rep 1	
Muskel, Lokalisation	60 Rep 1	
Schilddrüsenszintigramm, kalter Knoten	1 Rep 2	
Hirntumor, Symptome	2 Rep 2	
Palmarerythem	3 Rep 2	
Pyramidenbahnschädigung	4 Rep 2	
Hypertonie, renale	5 Rep 2	
Herzklappenfehler, erworbene	6 Rep 2	
Bechterew	7 Rep 2	
Diabetes mellitus, Risikofaktoren	8 Rep 2	
Adipositas	9 Rep 2	
Fettsucht	10 Rep 2	
Osteoporose	11 Rep 2	
Kind, Milchgebiß	12 Rep 2	
Polyarthritis, chronische	13 Rep 2	
Verbrennung, Komplikation	14 Rep 2	
Atemgeräusch, aufgehoben	15 Rep 2	
Splenomegalie	16 Rep 2	
Immunität	17 Rep 2	
Tröpfcheninfektion	18 Rep 2	
Oxytocin	19 Rep 2	
Babinski-Reflex	20 Rep 2	
Nasenatmung, behinderte	21 Rep 2	
Horner-Syndrom	22 Rep 2	
Harnwege, Epithel	23 Rep 2	
Polyurie	24 Rep 2	
Urinteststreifen	25 Rep 2	
Exsikkose	26 Rep 2	
Entzündungszeichen	27 Rep 2	
Pyrogene	28 Rep 2	
Geruchszuordnung	29 Rep 2	
Typhus abdominalis, Roseolen	30 Rep 2	
Lähmung, periphere	31 Rep 2	
Nervus phrenicus	32 Rep 2	
Augenkammer	33 Rep 2	

W* = Weil-Frage

Haarausfall	34 Rep 2	
Kapillarpuls	35 Rep 2	
Tremor der Finger	36 Rep 2	
Emphysem	37 Rep 2	
Gewichtsverlust	38 Rep 2	
Pneumonie, Komplikationen	39 Rep 2	
Insulin, Antagonisten	40 Rep 2	
Nüchternblutzucker	41 Rep 2	
Blutwerte	42 Rep 2	
Eisenserumwert, erniedrigt	43 Rep 2	
Quicktest	44 Rep 2	
Herzinsuffizienz, Anamnese	45 Rep 2	
Hautkrebs	46 Rep 2	W*
Stuhl	47 Rep 2	
Anorexie	48 Rep 2	
Gelenkschmerzen	49 Rep 2	
Milzvergrößerung und Fieber	50 Rep 2	
Digitalis	51 Rep 2	W*
Hypertonie, anfallsartige	52 Rep 2	
Bauchschmerzen	53 Rep 2	
Müdigkeit	54 Rep 2	
Ikterus	55 Rep 2	
Schock, hypoglykämischer	56 Rep 2	W*
Gelenkerkrankung	57 Rep 2	
Juckreiz	58 Rep 2	
Hydronephrose	59 Rep 2	W*
Nebennierenrindeninsuffizienz, primäre	60 Rep 2	W*
Stuhl, entfärbter	1 Rep 3	
Rückenschmerzen	2 Rep 3	
Hauterscheinungen	3 Rep 3	
Pigmentierungsstörungen	4 Rep 3	
Lymphknotenschwellung, obere Nackengegend	5 Rep 3	
Fastenkur	6 Rep 3	
Gicht	7 Rep 3	
Emphysem	8 Rep 3	
Familienanamnese	9 Rep 3	
Zyanose	10 Rep 3	
Thrombose	11 Rep 3	
Schweiß	12 Rep 3	
Fettstoffwechselstörung	13 Rep 3	
Fallotsche Tetralogie	14 Rep 3	
Herztaille, verstrichene	15 Rep 3	
Mastzellen	16 Rep 3	
Babinski-Zeichen	17 Rep 3	
Parkinson-Krankheit	18 Rep 3	
Antikörperproduktion	19 Rep 3	
Puls, abgeschwächt	20 Rep 3	
Prostata, Größe	21 Rep 3	
Niere, rechte	22 Rep 3	
Asthma bronchiale	23 Rep 3	
Hirnnerv	24 Rep 3	
Schilddrüse, auskultatorisches Schwirren	25 Rep 3	
Ratschow-Lagerungsprobe	26 Rep 3	
Nierensteine, kalziumhaltige	27 Rep 3	
Bilirubin	28 Rep 3	
Erosion der Haut	29 Rep 3	
Ischialgie	30 Rep 3	
Peritonitis, akute	31 Rep 3	
Leber, Metastasen	32 Rep 3	W*
Syndrom, nephrotisches	33 Rep 3	
Poliomyelitis, Schluckimpfung	34 Rep 3	
Phosphatase, alkalische	35 Rep 3	
Quecksilbervergiftung	36 Rep 3	
Plasmazellen	37 Rep 3	
Gicht	38 Rep 3	
Körpertemperatur, Messung	39 Rep 3	W*
Varikose mit Fieber und Ödem	40 Rep 3	
Kreatininkinase	41 Rep 3	W*
Sodbrennen	42 Rep 3	
Koma diabeticum	43 Rep 3	W*
Anämie	44 Rep 3	
Kohlenmonoxid	45 Rep 3	
Pankreatitis, Labor	46 Rep 3	
Kontagionsindex	47 Rep 3	
ADH	48 Rep 3	
Stirnhöhle, Ausführungsgang	49 Rep 3	
Pneumothorax	50 Rep 3	W*
Placebo-Effekt	51 Rep 3	
Blut im Kot	52 Rep 3	
Schizophrenie	53 Rep 3	
Dickdarmflora	54 Rep 3	W*
Mikroorganismen	55 Rep 3	
Phäochromozytom	56 Rep 3	W*
Stimmfremitus	57 Rep 3	
Pulsdefizit	58 Rep 3	
Digitalisintoxikation	59 Rep 3	
Infektion, opportunistische	60 Rep 3	
Syphilis, Erreger	1 Rep 4	
Menstruationszyklus	2 Rep 4	
Kontrazeptiva	3 Rep 4	
Hypoparathyreoidismus	4 Rep 4	
Hypothalamus	5 Rep 4	
Adrenalin	6 Rep 4	
Krebs, Risikofaktoren	7 Rep 4	

W* = Weil-Frage

Mammakarzinom	8 Rep 4	
Ratschow-Lagerungsprobe	9 Rep 4	
Gewichtszunahme	10 Rep 4	
TIA (transitorische ischämische Attacke)	11 Rep 4	
Epilepsie, Soforthilfe	12 Rep 4	
Parkinson-Krankheit	13 Rep 4	
Neurose	14 Rep 4	
Anorexie	15 Rep 4	
Darmkrebs, Risikofaktoren	16 Rep 4	W*
Augenkammer, vordere	17 Rep 4	
Auge, Tränenapparat	18 Rep 4	
Haut	19 Rep 4	
Psoriasis	20 Rep 4	
Hauttumor	21 Rep 4	
Harndrang, schmerzhafter	22 Rep 4	
Koma diabeticum	23 Rep 4	W*
Geschlechtsverkehr	24 Rep 4	
Sonnenbrand	25 Rep 4	
Schock, elektrischer	26 Rep 4	
Dickdarm, Untersuchung	27 Rep 4	
Patella	28 Rep 4	
Schulterblatt	29 Rep 4	
Magen	30 Rep 4	
Vitaminmangel	31 Rep 4	
Gelbsucht	32 Rep 4	
Ileus	33 Rep 4	
Verstopfung, Ursachen	34 Rep 4	
Hämorrhoiden	35 Rep 4	
Nervensystem, zentrales	36 Rep 4	
Contusio cerebri	37 Rep 4	
Eisenmangelanämie	38 Rep 4	W*
Bundesseuchengesetz, § 3 Abs. 3	39 Rep 4	
Extrasystolen	40 Rep 4	
Hormone	41 Rep 4	
AV-Block	42 Rep 4	
Herz, Anatomie	43 Rep 4	
Phagozytose	44 Rep 4	
Blutwerte	45 Rep 4	
Epstein-Barr-Virus	46 Rep 4	
Lymphknotenvergrößerung	47 Rep 4	
AIDS	48 Rep 4	
Wundrose	49 Rep 4	
Kopfschmerzen, starke	50 Rep 4	
Mundgeruch, Ammoniak	51 Rep 4	
Windpocken	52 Rep 4	
Arteriosklerose	53 Rep 4	W*
Venenverlauf	54 Rep 4	W*
Mitochondrien	55 Rep 4	W*
EKG	56 Rep 4	W*
Niere, anatomische Einheit	57 Rep 4	
Intraperitoneal	58 Rep 4	
Niereninsuffizienz, Diagnostik	59 Rep 4	
Lymphknotenschwellung, generalisierte	60 Rep 4	
Trigeminusneuralgie	1 Rep 5	
Ischialgie	2 Rep 5	
Migräne	3 Rep 5	
Dystonie, vegetative	4 Rep 5	
Tetanus	5 Rep 5	
Tollwut	6 Rep 5	
Zentralnervensystem	7 Rep 5	
Zentralnervensystem	8 Rep 5	
Kretinismus	9 Rep 5	
Androgene	10 Rep 5	
Akromegalie	11 Rep 5	
ADH-Mangel	12 Rep 5	
Apoplexie	13 Rep 5	
Schädelverletzung	14 Rep 5	W*
Struma	15 Rep 5	
Bandapparat	16 Rep 5	
Daumengelenk	17 Rep 5	
Oberbauchschmerzen	18 Rep 5	
Vene	19 Rep 5	
Zunge, Geschmack	20 Rep 5	
Infektionsübertragung	21 Rep 5	
Divertikulose	22 Rep 5	W*
Duktus choledochus	23 Rep 5	
Erkrankung, lebensbedrohliche	24 Rep 5	
Infektion, Behandlungsverbot	25 Rep 5	
Ventilationsstörung, obstruktive	26 Rep 5	
Star, grüner	27 Rep 5	W*
Asthma bronchiale	28 Rep 5	W*
Harnpflichtige Stoffe	29 Rep 5	
Frühsommermeningoenzephalitis	30 Rep 5	
Gewichtsverlust	31 Rep 5	
Durchfall, Säugling	32 Rep 5	
Dickdarmkrebs, Risikofaktoren	33 Rep 5	
Tuberkulintest	34 Rep 5	
Muskel	35 Rep 5	
Knochen	36 Rep 5	
Krebsleiden bei Männern	37 Rep 5	
Kehlkopfkrebs	38 Rep 5	
Lymphogranulomatose	39 Rep 5	

W* = Weil-Frage

Schlafmittelvergiftung	40 Rep 5	
Dickdarmkarzinom, Folge	41 Rep 5	
Vitamin C	42 Rep 5	
Folsäuremangel	43 Rep 5	
Zitronensäurezyklus	44 Rep 5	
Neunerregel	45 Rep 5	
Immunglobulin E	46 Rep 5	
Quincke-Ödem	47 Rep 5	
Kapillarpuls	48 Rep 5	
Arteriosklerose, Risikofaktoren	49 Rep 5	
Morbus Basedow	50 Rep 5	W*
Karpaltunnelsyndrom	51 Rep 5	
Herz, Anatomie	52 Rep 5	
Herz, Anatomie	53 Rep 5	
Herz, Physiologie	54 Rep 5	
Herzklappenfehler	55 Rep 5	
Herzasthma	56 Rep 5	W*
Herzinsuffizienz	57 Rep 5	W*
Krampfader	58 Rep 5	
Thrombose	59 Rep 5	
Blut, Anatomie	60 Rep 5	
Infektionskrankheit, Himbeerzunge	1 Rep 6	
Windpocken, Meldepflicht	2 Rep 6	
Tollwut, Meldepflicht	3 Rep 6	
Diphtherie	4 Rep 6	
AIDS	5 Rep 6	
Frühsommermeningoenzephalitis	6 Rep 6	
Arzneimittelzäpfchen	7 Rep 6	W*
Cholera	8 Rep 6	W*
Verbrauchskoagulopathie	9 Rep 6	
Schockindex	10 Rep 6	
Schock, kardiogener	11 Rep 6	
Lungenembolie	12 Rep 6	
Meldepflicht	13 Rep 6	W*
Mundgeruch	14 Rep 6	
Hornhautentzündung	15 Rep 6	
Koronarvenen	16 Rep 6	
Insulin	17 Rep 6	
Kind mit Durchfall	18 Rep 6	
Lunge, Vitalkapazität	19 Rep 6	
Verbrennung, Grade	20 Rep 6	
Verbrennung, Schock	21 Rep 6	
Koma urämicum	22 Rep 6	W*
Mallory-Körperchen	23 Rep 6	
Perikarditis	24 Rep 6	
Pleuraerguß, großer	25 Rep 6	
Basaliom	26 Rep 6	
Hypothyreose	27 Rep 6	
Hypoglykämie	28 Rep 6	
Hirndrucksteigerung	29 Rep 6	
Polyglobulie	30 Rep 6	W*
Osteoporose	31 Rep 6	
Wohlstandssyndrom	32 Rep 6	
Bundesseuchengesetz, Meldung	33 Rep 6	
Eiweißverdauung	34 Rep 6	
Hämophilie	35 Rep 6	
Rippen	36 Rep 6	
Diabetes, neuropathisches Fußsyndrom	37 Rep 6	
Appendizitis	38 Rep 6	
Candida-Mykosen	39 Rep 6	
Blutungen, zerebrale	40 Rep 6	
Hämatom, epidurales	41 Rep 6	
Erbrechen	42 Rep 6	W*
Lidschluß, unvollständiger	43 Rep 6	
Hirnnerven	44 Rep 6	
Gewichtszunahme	45 Rep 6	
Ödeme	46 Rep 6	
Tuberkulose	47 Rep 6	
Arteriosklerose	48 Rep 6	
Schubladenzeichen	49 Rep 6	
Plasmaexpander	50 Rep 6	
Akupunkturnadeln	51 Rep 6	
Mumps	52 Rep 6	
Cholelithiasis	53 Rep 6	
Weberversuch	54 Rep 6	
Karzinoid-Syndrom	55 Rep 6	
Morbus Crohn	56 Rep 6	
Mammakarzinom	57 Rep 6	
Dyspnoe	58 Rep 6	
Pneumonie	59 Rep 6	
Erbrechen, kaffeesatzartiges	60 Rep 6	
Anämie	1 Rep 7	
Lunge, Abklopfen	2 Rep 7	
Atmung, nachschleppende	3 Rep 7	
Emphysem, Inspektion	4 Rep 7	
Lymphknotenschwellung	5 Rep 7	
Lungenerkrankung, Perkussion	6 Rep 7	
Bundesseuchengesetz, meldepflichtig nach	7 Rep 7	
Vitamin D-Mangel	8 Rep 7	W*
Bakterien	9 Rep 7	
Bakterien, Sporen	10 Rep 7	
Koma, hyperglykämisches	11 Rep 7	
Diabetes, Typ I und Typ II	12 Rep 7	

W* = Weil-Frage

ACE-Hemmer	13 Rep 7	
Ikterus	14 Rep 7	W*
Hypotonie, Ursachen	15 Rep 7	
Embolie, arterielle	16 Rep 7	
Blutkörperchensenkungsgeschwindigkeit	17 Rep 7	
Arthrosis, deformans	18 Rep 7	
Bradykardie	19 Rep 7	
Herzfehler	20 Rep 7	
Schmerzen, retrosternale	21 Rep 7	
Granulozyten, basophile	22 Rep 7	
Parotitis epidemica	23 Rep 7	
Patella, tanzende	24 Rep 7	
Mitralklappenstenose	25 Rep 7	
Neurose	26 Rep 7	
Hämoglobin	27 Rep 7	W*
Gefäße	28 Rep 7	
Blut, Aussagen	29 Rep 7	
Milz	30 Rep 7	
Milz	31 Rep 7	
Thymus	32 Rep 7	
Streptokokkenangina	33 Rep 7	
Reflexe	34 Rep 7	
Augenspiegelung	35 Rep 7	
Leukozyten	36 Rep 7	W*
Hautanhangsgebilde	37 Rep 7	
Gelenke, Streckseiten	38 Rep 7	
Depression	39 Rep 7	
Schock, anaphylaktischer	40 Rep 7	
Landwirt	41 Rep 7	
Viruserkrankung	42 Rep 7	
Cholelithiasis	43 Rep 7	
Bauchspeicheldrüse, Aufgabe	44 Rep 7	
Synkope, vasovagale	45 Rep 7	
Herxheimer Reaktion	46 Rep 7	
Virulenz	47 Rep 7	
Herzinfarkt, Komplikationen	48 Rep 7	
Inkubationszeiten	49 Rep 7	
Ikterus	50 Rep 7	
Temperatur, subfebrile	51 Rep 7	
Arthritis urica	52 Rep 7	
Obstipation	53 Rep 7	
Morphinvergiftung	54 Rep 7	
Aszites	55 Rep 7	
Hämorrhoiden	56 Rep 7	
Glomerulonephritis	57 Rep 7	W*
Mittelohr	58 Rep 7	W*
Zungenbein	59 Rep 7	
Abdomen, akutes	60 Rep 7	
Ölflecknägel	1 Rep 8	

Rückenmuskulatur, autochtone	2 Rep 8	
Ballaststoffe	3 Rep 8	
Alveolitis, exogen-allergische	4 Rep 8	
Glomerulonephritis	5 Rep 8	
Kernig-Zeichen	6 Rep 8	
Frakturbehandlung	7 Rep 8	
Tonsillitis, Erreger	8 Rep 8	
Alzheimer-Krankheit	9 Rep 8	
Hörsturz	10 Rep 8	
Sudeck-Syndrom	11 Rep 8	
Schwangerschaft, Rückenschmerzen	12 Rep 8	W*
Schwangerschaft, Erkrankungen	13 Rep 8	
Hals-Nasen-Ohren-Untersuchung	14 Rep 8	W*
Schädelknochen	15 Rep 8	
Chromosomenabweichungen	16 Rep 8	
Milzinfarkt	17 Rep 8	
Blutgruppenunverträglichkeit	18 Rep 8	
Leberabszeß	19 Rep 8	
Durchfall, Erreger	20 Rep 8	
Glaukomanfall	21 Rep 8	
Hypothyreose	22 Rep 8	
Hämoglobinabbau	23 Rep 8	W*
Trommelfell	24 Rep 8	
Herzfehlerzellen	25 Rep 8	
Mundwinkelrhagaden	26 Rep 8	
Brustkrebs	27 Rep 8	
Renin-Angiotensin-Aldosteron-System	28 Rep 8	W*
Depression, endogene	29 Rep 8	
Wundrose	30 Rep 8	
Beinvenenthrombose, tiefe	31 Rep 8	
Lymphknotenschwellung, generalisierte	32 Rep 8	
Dickdarmkarzinom, Symptome	33 Rep 8	
Simultanimpfung	34 Rep 8	
Leber, Aufgaben	35 Rep 8	
Sarkoidose	36 Rep 8	
Curschmann-Spiralen	37 Rep 8	
Juckreiz	38 Rep 8	
Typhus	39 Rep 8	
Reflux, hepatojugulärer	40 Rep 8	
Meckel-Divertikel	41 Rep 8	
Nervensystem	42 Rep 8	
Adipositas	43 Rep 8	
Antikörperproduktion	44 Rep 8	

W* = Weil-Frage

Lungenembolie	45 Rep 8	
Atopie	46 Rep 8	
Brechreiz	47 Rep 9	
Cor pulmonale, chronisches	48 Rep 8	
Lobärpneumonie	49 Rep 8	
Bronchialkarzinom, Risikofaktoren	50 Rep 8	
Herzgeräusche	51 Rep 8	
Kleinkind	52 Rep 8	
Mengenangaben, Teelöffel	53 Rep 8	
Rötelnembryopathie	54 Rep 8	W*
Typhus, Roseolen	55 Rep 8	
Schildzeckenbiß	56 Rep 8	W*
Halsvenen, gestaute	57 Rep 8	
Leukämieform	58 Rep 8	
Hirnnerv	59 Rep 8	
Bundesseuchengesetz, Erreger	60 Rep 8	
Hepatitis B	1 Rep 9	
Syphilis	2 Rep 9	
Salmonellen-Enteritis	3 Rep 9	
Varizen, Behandlung	4 Rep 9	
Motorradunfall	5 Rep 9	
Nasenbluten	6 Rep 9	
Sprue, Ernährung	7 Rep 9	
Harnleiterkolik	8 Rep 9	
Kariesprophylaxe	9 Rep 9	
Bundesseuchengesetz, meldepflichtig	10 Rep 9	
Nebennierenrindenüberfunktion	11 Rep 9	
Amöbenruhr, Komplikation	12 Rep 9	
Pyelonephritis	13 Rep 9	
Schalleitungsstörung	14 Rep 9	
Hauterkrankung	15 Rep 9	
Cor pulmonale, akutes	16 Rep 9	
Partialdruck von Kohlendioxid	17 Rep 9	
Bettlägerigkeit	18 Rep 9	
Lidschluß, unvollständiger	19 Rep 9	
Multiple Sklerose	20 Rep 9	
Malphigi-Körperchen	21 Rep 9	
Achondroplasie	22 Rep 9	
Pleuritis sicca	23 Rep 9	
Parasympathikus	24 Rep 9	
Duktus Botali, offener	25 Rep 9	W*
Infektionsübertragung, Zecken	26 Rep 9	
Heilpraktiker, Pflichten	27 Rep 9	
Bundesseuchengesetz, § 45	28 Rep 9	

Hypokalzämie	29 Rep 9	
Beinarterienverschluß, akuter	30 Rep 9	
Schizophrenie	31 Rep 9	
HOPS	32 Rep 9	
Arthritis, rheumatoide	33 Rep 9	W*
Daumenballenatrophie	34 Rep 9	
Injektion, intravenöse	35 Rep 9	W*
Infektionsübertragung, intrauterine	36 Rep 9	
Zentralnervensystem, Anatomie	37 Rep 9	
Kopfschmerzen, schwache Beine	38 Rep 9	
Albumine, Aufgaben	39 Rep 9	
Lungenemphysem	40 Rep 9	W*
Wirbelfraktur, lumbale	41 Rep 9	
Nävus, maligne Entartung	42 Rep 9	
Babinski-Zeichen	43 Rep 9	W*
BOH	44 Rep 9	
Kinderkrankheit	45 Rep 9	
Lungenembolie, Ursachen	46 Rep 9	
Mumps, Immunität	47 Rep 9	
Eisenmangelanämie	48 Rep 9	
Oberbauchschmerzen	49 Rep 9	
Bundesseuchengesetz, meldepflichtig	50 Rep 9	
Eisenspeicherkrankheit	51 Rep 9	W*
Hüftschmerzen	52 Rep 9	
Juckreiz	53 Rep 9	
Pankreaserkrankung	54 Rep 9	
Herzreizleitung	55 Rep 9	
Arteriosklerose, Ursachen	56 Rep 9	
Cholelithiasis	57 Rep 9	
Niere, hormonelle Produktion	58 Rep 9	
Sickerblutung	59 Rep 9	
Magen, geblähter	60 Rep 9	W*
Pyelonephritis	1 Rep 10	
Rheumafaktor	2 Rep 10	W*
Iris	3 Rep 10	
Aortenisthmusstenose	4 Rep 10	W*
Schädelbasisbruch	5 Rep 10	
Schellong-Test	6 Rep 10	
Reanimation, Ein-Helfer-Methode	7 Rep 10	
Karpaltunnelsyndrom	8 Rep 10	
Blutgerinnung	9 Rep 10	
Meckel-Divertikel	10 Rep 10	W*
Hämatokritwert	11 Rep 10	

W* = Weil-Frage

Vitamin B_{12}-Anämie	12 Rep 10	
Saunabesuch, Patient	13 Rep 10	
Diabetiker, bewußtlos	14 Rep 10	
Papaver somniferum	15 Rep 10	
Knochenbruch, Komplikation	16 Rep 10	
Praxismüll, eitriger	17 Rep 10	
Trägerstoff für homöopathische Stoffe	18 Rep 10	
Bronchophonie	19 Rep 10	
Hyperthyreose	20 Rep 10	
Blutungszeit	21 Rep 10	
Leukozytenwert	22 Rep 10	
Blutung, venöse	23 Rep 10	
Amyloidose	24 Rep 10	W*
Gallenblase, schmerzlose	25 Rep 10	
Stuhl-Windverhalten	26 Rep 10	
Ebola-Fieber	27 Rep 10	W*
Riesenwuchs, hypophysärer	28 Rep 10	W*
Marcumar-Patient	29 Rep 10	
Kußmaul-Atmung	30 Rep 10	
Diabetes mellitus, Spätfolgen	31 Rep 10	
Nebenschilddrüse	32 Rep 10	
Epidemie	33 Rep 10	
Psychosomatischer Formenkreis	34 Rep 10	
Überernährung	35 Rep 10	
Lymphknotenschwellung, generalisierte	36 Rep 10	
Poststreptokokkenglomerulonephritis	37 Rep 10	W*
Gelenk, Trauma	38 Rep 10	
Masern	39 Rep 10	
Botulismus	40 Rep 10	W*
Inkubationszeiten	41 Rep 10	
Tuberkulose	42 Rep 10	
Lungenfibrose	43 Rep 10	W*
Milzschwellung, Fieber	44 Rep 10	
Phäochromozytom	45 Rep 10	
Influenza, Todesursache	46 Rep 10	
Pfortaderhochdruck	47 Rep 10	
Gichtanfall	48 Rep 10	
Claudicatio intermittens	49 Rep 10	
Kimmelstiel-Wilson-Syndrom	50 Rep 10	W*
Star, grauer	51 Rep 10	W*
Lungenvolumina	52 Rep 10	
Niereninsuffizienz, beginnende	53 Rep 10	
Broteinheit	54 Rep 10	
Blutzuckerwert	55 Rep 10	
Hypertonie, diastolischer Grenzwert	56 Rep 10	
Händedesinfektion	57 Rep 10	W*
Hypertonie, Ursachen	58 Rep 10	
Influenza	59 Rep 10	
Scharlach	60 Rep 10	W*

W* = Weil-Frage

Tabelle 2

alphabetisch

W* = Weil-Frage

W* = Weil-Frage

W* = Weil-Frage

W* = Weil-Frage

W* = Weil-Frage

W* = Weil-Frage

W* = Weil-Frage

Sonntag

Klar, schnell und übersichtlich ...

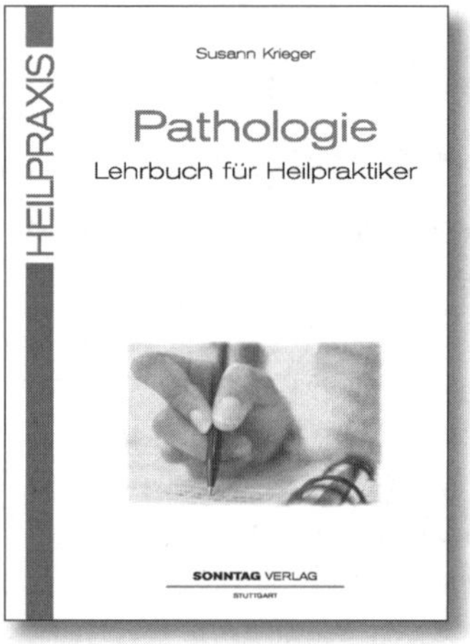

S. Krieger

Pathologie Lehrbuch für Heilpraktiker

Nachschlagewerk mit Therapiehinweisen

2., durchgesehene Auflage 1999, 484 S., 11 Abb.,
geb. DM 69,– / ÖS 504 / SFr 62,50
(Heilpraxis) ISBN 3-87758-196-X

Endlich ein Standard-Nachschlagewerk für Heilpraktiker, mit dem diese den komplexen Bereich der Pathologie im Griff haben! Bislang mußte in einer Vielzahl von Quellen recherchiert werden – das hat jetzt ein Ende. Die klare Darstellung und der didaktische Aufbau gewährleisten den schnellen Zugriff auf die gewünschte Information. Jedes Krankheitsbild wurde konsequent nach folgendem Schema aufgeschlüsselt:

- Definition
- Ursache
- Krankheitsentstehung
- Formen
- Symptomatik und Verlauf
- Komplikationen
- Differentialdiagnose
- Behandlung.

Bei den Behandlungsmethoden werden die schulmedizinischen und die naturheilkundlichen Therapiemöglichkeiten erläutert.

Sonntag Verlag Stuttgart
Postfach 30 05 04 · 70445 Stuttgart
Tel. 07 11-89 31-721 · Fax 07 11-89 31-706